吃薑，暖身又瘦身

{Ginger}

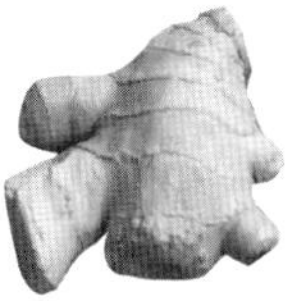

生活健康研究社——編著

中醫師 王玫君——審訂推薦

推薦文

民間諺語：「冬吃蘿蔔夏吃薑，不用醫生開藥方。」

薑，味辛性溫。《神農本草經》記載：「乾薑，主胸滿咳逆上氣，溫中止血，出汗，逐風濕痺，腸澼下痢。生者尤良，久服去臭氣，通神明。」

現代研究指出，生薑中含有薑醇、薑烯、水芹烯、檸檬醛，還有薑辣素、樹脂、澱粉和纖維等，有興奮、排汗降溫、提神等作用。

薑不但是中藥材，也是日常生活不可少的調味料。炒菜加薑絲，燉肉、煎魚加薑片；煮魚湯、蛤蜊湯甚至香菇雞湯也加薑；料理海鮮時更是少不了薑；薑絲不煮，拿來生拌，同樣芳香美味。

為什麼夏天要吃薑呢？

夏天天氣炎熱，人體的氣血循環多聚集在體表，此時腸胃氣血相對較弱，唾液、胃液分泌減少，胃口較不好。又因天熱貪涼吃冰，則更加影響腸胃功能，不但食慾不振，還有可能出現消化不良、脹氣、腹瀉、反胃嘔吐等症狀。

此時適量喝點薑湯或薑汁牛奶，或在做菜時多放些薑，即可發揮散寒祛暑暖胃的功效，改善腸胃的功能。

《吃薑，暖身又瘦身》教大家如何用薑來養生除病，書中共分四章。

第一章介紹薑的種類、成分、功效及食用時的注意事項。

第二章是一些成功的體驗實例。

第三章及第四章則分別介紹內服及外用的薑療法，不但有效，而且操作起來非常簡單。例如，薑紅茶：只需紅茶包及薑汁或薑泥，即可消除體內寒氣，達到促進血液循環，提高新陳代謝，消除水腫，減少便秘，根本就是愛美的女性減肥的最佳妙方。又如，桂圓薑湯：桂圓及薑只要一起丟入水裡煮來喝，就可改善女性朋友手腳冰冷及經期不適的狀況。

《吃薑，暖身又瘦身》是本實用的保健書，推薦給所有愛美的帥哥美女們，平時多注重保養，疾病就會遠離你。

中醫師　王玟君

前言

薑是我們日常飲食中少不了的調味料，在各色菜餚中都能見到它的身影。薑不僅能入菜，更具有特殊的療效，即可經炮製後做為中藥材使用，也可沖泡成草本茶。薑從根莖、皮到葉都可入藥，在中醫學中也證實具有發散、止咳、止嘔等功效。

薑原產於東南亞熱帶地區，目前最大生產國為印度，接著是中國、印尼、尼泊爾、奈及利亞等。其中，中國的薑產地主要位於四川、廣東、湖北等地。

自古以來，人們就多會用生薑來祛病保健，早在春秋時代的孔子就曾在《論語・鄉黨》中提到：「不撤薑食，不多食。」南宋朱熹則在《論語集注》中說：「薑能通神明，去穢惡，故不撤。」現存最早，約成書於秦漢時代的中藥學專著《神農本草經》中也有提到薑：「乾薑，味辛溫，主胸滿，咳逆上氣，溫中止血，出汗，逐風，溼痺，腸澼下痢。」

除了入藥、入菜，薑還可以做成甜品食用，像是薑茶、薑糖、薑汁牛奶、薑汁汽水等。在李時珍的《本草綱目》中就說道：「薑辛而不葷，去邪辟惡，生啖熟食，醋、醬、料、鹽，蜜煎調和，無不宜之。可蔬可和，可果可藥，其利博矣。凡早行山，宜含一塊，不犯霧露清濕之氣及山嵐不正之氣。」

服用薑會使血管擴張，讓身體發熱，加速血液循環，促使毛細孔張開。這樣除了能散除身體多餘的熱氣，也能一併排出體內的寒氣。因此，很多時候當感冒或受寒之時，都可以喝上一杯薑茶或食用生薑來溫熱身體、驅除體內寒氣，減緩因溼寒所帶來的不適。此外，根據現代醫學研究發現，薑在防癌上也有卓越的效果。因此，想要長壽延年，常保健康，預防疾病，正確用薑就是最聰明的養生法。

目次

第一章

薑的故事

第二章

薑療體驗手記

第三章

各式各樣的薑療法——好吃的薑療

第四章

用薑來進行的各式外用法

附錄

各式薑產品

第一章

薑的故事

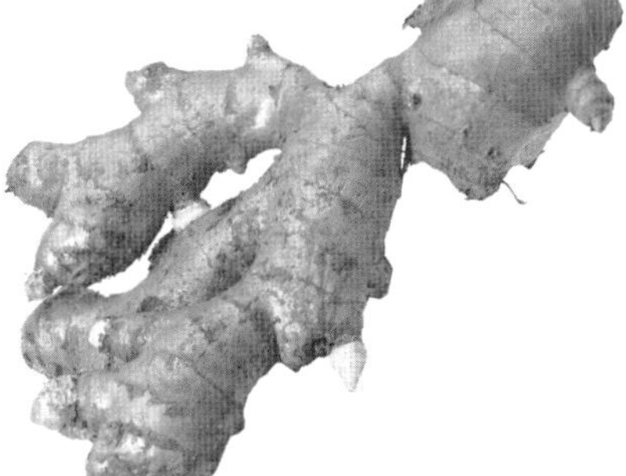

薑的種類

依據不同的生長期，薑的種類又可區分為芽薑、生薑、老薑、粉薑、薑母、乾薑等。

＋芽薑

將老薑埋入土裡，過一段時間後老薑上會發出芽來，嫩芽慢慢成長後就會成為芽薑。芽薑肉質很嫩，沒有纖維，品質極佳。

＋生薑

生薑又稱為嫩薑，在薑的地下莖還屬幼嫩時期就採收，從種植到採收的期間約是五個月。生薑較適合生長在稍微陰溼的氣候中，在這種氣候下生產出來的薑，水分多，辛味和纖維也比較少。生薑的外皮很乾淨，色淺、脆嫩、多汁、少辛辣，外表呈現淡白色並帶有紫紅色的鱗片。

生薑的產期在夏天到中秋之間，約是每年的五月到十月。依據文獻上的記載，生薑的性味屬涼，有「養胃醒肺」的效用，一般多切成絲或切片醃漬，在夏天當作開胃菜食用。選購生薑時要以塊莖潔白、飽滿，莖末鱗片呈現粉色，有香味，沒有腐爛者為佳。至於保存方法，則可用保鮮膜包好，放到冰箱保存。

＋老薑

與性味寒涼的生薑不同，老薑性屬溫熱，有「暖胃潤肺」的功效，吃起來較為辛辣，是所有薑種中辣度排名第一的。薑愈老，辣味愈強，驅寒能力也愈佳。老薑的栽種時間較生薑長。在粉薑成長過程中不急著採摘薑，而是任其持續成長，直到薑肉纖維化之後才收成，通常種植十個月以上就是老薑了。此時它在地

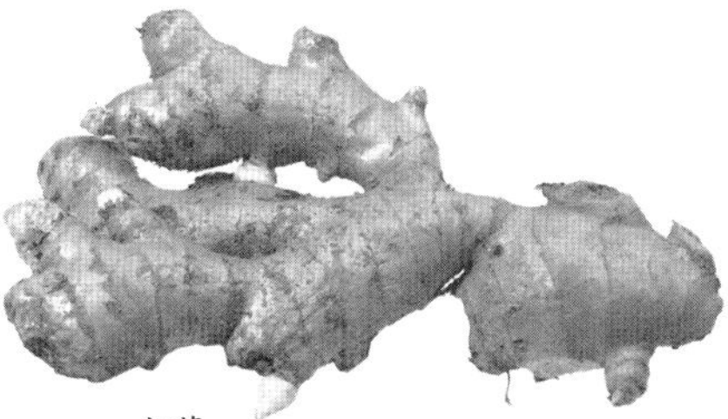

老薑

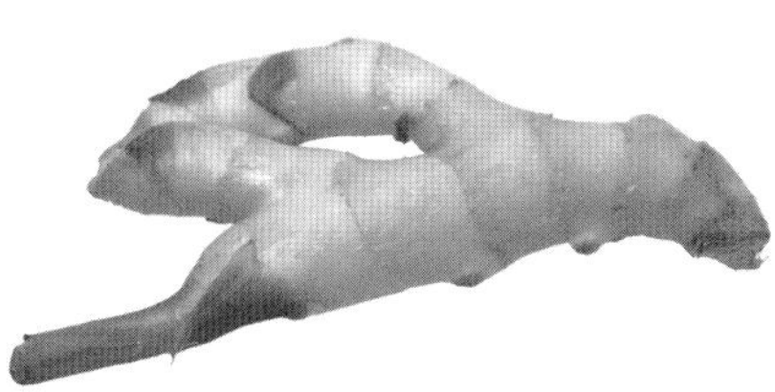

嫩薑

上的葉子已完全凋謝，根莖部的纖維也已長足，所以其莖肉萎縮少汁，渣滓多、難消化。

老薑比較適合栽種在日照充足、乾燥的氣候帶，如此栽培出來的老薑水分比較少，能久放，也比較適合用來製作乾薑。不同於生薑的保存法，保存老薑時不能放進冰箱冷藏，那會使水分流失。老薑若是完整沒有切過的，可將之放在通風處保存即可。

一般多會將老薑拿來烹調提味或泡茶喝，服用後能有效刺激身體活力、提升體溫，而且能消除體內多餘水分，加強血液循環與新陳代謝。老薑富含維生素A、C，能健胃消炎，刺激胃液分泌，促進腸胃功能，增進消化。老薑與乾生薑都可磨成粉來食用，磨好的薑粉能抑制胃部蠕動的頻率，有效舒緩不適。

老薑的盛產期是在每年的三月、八月，外皮呈現乾皺的灰土色。選購老薑的時候，注意不要選到枯萎腐爛的。

+ 粉薑

粉薑又稱為肉薑，口感極為細緻。粉薑是任薑在幼嫩期時持續成長不採摘，直到外皮由黃白色轉為土黃色，種植到採收的期間約為七～八個月。

粉薑的塊莖顏色比生薑深，也比生薑老一些，性屬溫，可以降低食物的寒涼性，有「健胃津脾」的功效。選購粉薑時，要以塊莖豐厚飽滿，莖皮光滑、潔淨，沒有損傷的為佳。粉薑的保存方法同於生薑。

薑母

不採收老薑而是將之留到隔年，通常會經過二～三年的種植，再與生成的子薑一併挖出的就是薑母。

薑母中含有薑油烯，能活血化瘀，所以可以防止血管增生、抑制癌細胞藉由血管增生而擴散、抑制血小板聚集以有效預防發生中風。但是薑母另含的薑黃素（Curcumin），是一種能抑制環氧化酶-2（COX-2）的植化素，這種植化素也是一種誘導酶，會活化體內的巨噬細胞，並充斥在發炎的組織中，不僅會引起細胞發炎、關節炎，也可能會導致癌症。

+ 乾薑

將老薑脫水曬乾後就成了乾薑。乾薑的辛味很強，能久放，也能加工磨成薑粉。

薑的品種

生薑的栽培歷史悠久，品種也很多，但是並沒有一個固定的分類法，目前僅以生薑的大小以及顏色來做分類。

若以大小形狀來分，生薑可分為大、中、小三型。大型品種的薑適合生長在溫暖期較長的地區，這類薑的形狀很大，味道比較淡，產量高，多栽種在中國的華南各省；至於中、小型品種的，則適合生長在溫暖期較短地區，這兩類薑的形狀瘦小，辛味很強，多栽種在華中各省。

以下將針對各品種的特性來做一簡介：

✚小型品種

小型品種的薑成熟期較早，莖細，萌芽的數目可多達五十至七十個，莖的基部以及發的芽是淡紅色，外皮則是介於灰黃色至淡黃褐色。成熟的塊莖瘦小而且纖維很多，但是水分含量少，特點是辛味很強。

小型品種的薑分櫱*多，形狀偏小且細長，顏色為淡黃色，辛味非常強烈，一般多拿來當作老薑以調味。這類薑的生長、適應力極佳，即便是在瘦弱貧脊的土地上也能發育繁盛，只是單株的產量並不高。在台灣的代表品種是早年從大陸引進種植的竹薑。

竹薑俗稱「小指薑」，芽是紅色的，株型比廣東薑（又名南洋薑）高，體型較廣東薑細小，根莖則較長且多，而且分枝也很多，但是淡紅色的肉質鮮嫩，味道香辣，薑纖維的含量也是一般薑的好幾倍。

一般市場上，竹薑比老薑稀少許多，這是因為竹薑只適合栽種在海拔一千公尺左右的高山上，且必須是肥沃、土層深厚、排水良好的緩坡地。收成後還得輪作其他作物來恢復地力，約要等到七年後才能再度種植竹薑。因此相對來說，竹薑就顯得稀少又珍貴。

+ 中型品種

中型品種的薑熟成期偏晚，莖粗，萌芽的數目多。莖的基部呈淡紅色，外皮則是灰黃色。塊莖大小為中型，肉質柔軟，辛味中等，收穫量較多，代表品種是黃薑（又名薑黃）與綠薑（又名水薑）。在台灣，各地多有種植，主要是用來加工作成鹽漬。

大型品種

大型品種的薑成熟期晚，莖跟葉子都很粗大，高度可達七十五公分。大型品種的薑，葉子的顏色為濃綠色，葉柄基部的顏色則比較淡；其表皮平滑呈灰白色，肉的部分則是黃白色。這類薑的分莖少，但塊莖肥大，纖維少，肉質柔軟，水分含量多，沒有辛味。雖然產量高，收穫量多，但不能久藏，專門用來加工製作成糖薑。代表品種是廣東薑，在台灣也多有栽種。

廣東薑俗稱大指、大冇、粗鱗或南洋種，其葉子粗大濃密，分櫱比較少，但薑的形狀肥大，新芽是淡紅色，肉則是淡黃色的，纖維少，辛味算中等。

*註：分櫱（ㄋㄧㄝˋ），指禾本科等植物在地面以下或近地面處所生出的分枝。

除了根據形狀來分類，也可根據薑外皮的顏色把薑分成白薑、黃薑、紫薑等。以下將針對各色薑種做一簡介。

＋白薑

白薑又名為乾薑，是薑科植物薑的乾燥根莖，根莖顏色為微黃色，形狀較大，薑塊是佛手狀。

新鮮白薑的薑皮光滑，為白色略呈黃色，而肉則為黃白色。白薑的水分較多，薑汁飽滿，鮮嫩多汁，味道雖辣，卻不嗆口。可以用來治療脾胃虛冷，食慾不振、頭暈嘔吐等症狀。

＋黃薑

黃薑又稱薑黃，根莖大小中等，節與節之間比較短，外皮是淡黃色，嫩芽則是黃白色的。

黃薑香辣，氣味由淡轉濃，香氣比老薑重，也比老薑更有助脾胃除溼、溫暖脾胃的功能。黃薑的水分較少，是薑中等級較高的。

黃薑不只是咖哩的主要原料之一（用根莖磨成的深色粉末），也多用在南洋料理中。可是黃薑有微毒，若是食用過量，會導致胃部痙攣而引起嘔吐或膽發炎。此外，因為黃薑有刺激、興奮子宮的作用，所以懷孕婦女也要避免食用過量。

黃薑的主成分薑黃素有些醫療保健的效果，是很強的抗氧化劑，也有保護心血管的作用，所以常見用於中藥材裡。除了能溫補脾胃，黃薑也能促進心臟收縮、降低膽固醇、降血脂、有助血液循環等。其作用類似於辣椒，有擴張局部血管的效果，達到相對的活血功能。只是，因為薑黃素是脂溶性的，若想攝取到薑黃這個營養素，烹調時不要用水煮，那樣無法溶出薑黃素來，必須加入油或酒一起烹煮。

除了食用，黃薑也能外敷，將之搗爛敷在患處，就能有效解毒消腫。

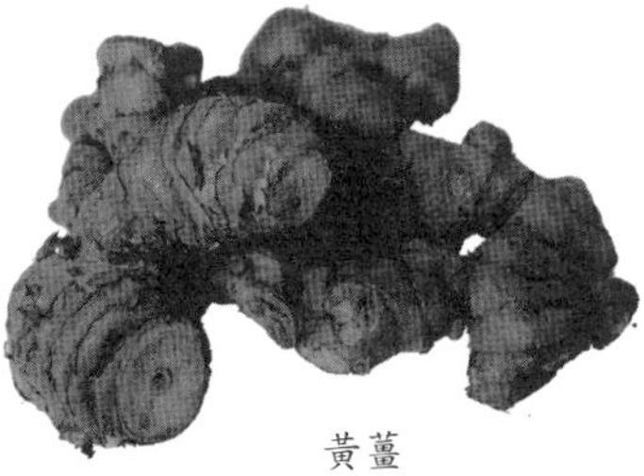

黃薑

紫薑

紫薑又名子薑、嫩薑、生薑，因為其尖部發紫，所以名之為紫薑。

紫薑因為帶有辛味，所以在烹調上能用來去腥，以增加料理的美味。同時紫薑也有殺菌的作用，所以平時在吃海鮮時多會配上紫薑食用。

紫薑不只可以拿來做調味品用，也可以當作菜餚食用，更是很好的醫療保健用品，用途可說非常廣泛。

除了上述用顏色、大小分類的薑，另還有沙薑與南薑。

沙薑

沙薑又名砂薑、三奈、山柰，外皮是淺褐色或黃褐色，有著特殊的香氣，味道屬辛辣。

沙薑耐乾旱、耐貧脊、怕水浸，需種植在排水良好的土地上，主要產地為中國南部的廣西、雲南、廣東、海南、台灣等地。除了能當作調味料入菜，也能入藥，主用於治療胃病。大致的功效同於生薑，所以才會俗稱為沙薑。

除了食用，將沙薑置於衣櫃中也能用來除蟲。

＋南薑

南薑又稱為山薑、良薑、高良薑、蘆葦薑，可分為大高良薑，以及小高良薑。南薑外型像樹根，質地較為堅實，顏色也比較深，味道獨特，辛辣中帶點甜，性屬溫，能溫胃祛寒。

南薑因特殊的味道而成了東南亞菜餚中不可或缺的調味料，像是咖哩、湯品、紅燒等都會用到南薑來增添香氣，在烹調上的應用很廣，尤其常會搭配椰奶一起使用。

南薑在中藥材中被稱為「良薑」（或是高良薑），有暖胃、開胃的功能，可用來減緩脾胃受寒所導致的冷痛、嘔吐等，也能有效抑制、殺除腸道中的雜菌。

台灣鄉間接近山區的地方有種植南薑，但數量不多，一般常見蕃茄切盤中所使用的薑粉細末，就是拿南薑去磨成的粉。

南蕈的保存期限頗長，只要將新鮮南蕈的外皮清洗乾淨，再用保鮮膜層層包起放入冷凍庫中，就能保存好幾年。在台灣所買到的進口南蕈，大多都已經是乾燥包裝好後的成品。

薑的成分

薑的味道甘、辛，性屬溫，裡頭含有蛋白質、粗纖維、薑辣素、胡蘿蔔素、維生素、脂肪、醣類、鈣、磷等營養成分。

以一百公克的薑為例，其中含有以下這些營養素：熱量（三十大卡）、水分（九十一．四公克）、碳水化合物（六．六公克）、食物纖維（二．一公克）、蛋白質（〇．九公克）、灰分（〇．七公克）、脂肪（〇．三公克）、鉀（二七〇毫克）、鎂（二十七毫克）、磷（二十五毫克）、鈣（十二毫克）、鈉（六毫克）、維生素C（二毫克）、鐵（〇．五毫克）、鋅（〇．一毫克）、銅（〇．〇五毫克）、維生素B_1（〇．〇二毫克）、維生素B_2（〇．〇二毫克）。

而薑的化學成分則可分為三類：揮發油、辛辣成分、二苯基庚烷。其中辛辣成分主要是姜酮醇6（Gingerol）、薑烯酚（Shogaol），這些也是薑主要的藥理活性成分。

薑的功效

就營養學層面來說，薑所含有的薑酚、薑烯酚和薑酮具有抗發炎的功效，而且薑還可以減輕痙攣、抽筋並刺激血液循環，是一種很有效的殺菌劑。同時薑也可以保護肝臟、治療腸胃疾病、有助消化、改善手腳冰冷，有效治療關節炎、發燒、頭痛、肌肉疼痛、噁心、嘔吐等。

依據最新有關生薑治療心臟血管疾病方面的研究成果顯示，生薑除了可抗炎，也有抗氧化、降壓、降脂的作用。因為薑所含的薑醇類成分，可以抑制血小板的凝集，這能有效對抗心血管疾病。

在炎熱的夏天尤其適合吃薑。夏天天熱，人體的毛細孔會全張開來，容易招致風寒或各種疾病。而且夏天時的高溫也容易讓細菌病毒大量繁殖，一不小心就會病從口入。而薑是天然的抗菌劑，所以像是在做涼拌菜的時候就可以放點薑末，既能殺菌消毒，也能開胃。若吃了不乾淨的東西導致拉肚子、嘔吐，也可以吃塊生薑來減緩症狀。此外，要解夏季的暑熱，薑也是款良藥，因為薑能促進排汗，一出汗，就能消暑熱，所以古人會用薑汁來治療因中暑而暈倒的人。

薑在夏天的用途不僅可用來防暑，也能用來防寒。夏天的寒主要來源有兩個：冷氣、冰飲。現代人在炎熱的夏天多會待在冷氣房裡，此時寒氣容易入侵毛孔，所以可以喝點薑茶祛寒。加上天熱，許多人都會灌冰飲，可是吃下冰冷的東西會傷害體內的臟腑，所以可以吃點薑來暖胃。

薑除了有上述的作用，大致說來，還有以下幾種藥理效用：

＋祛寒、預防感冒

身體受寒時會出現頭痛、打噴嚏、流鼻水、鼻塞、怕冷等症狀。薑裡頭所含有的薑辣素具有很強的發汗效力，能刺激心臟、血管，加速心跳、血流，因而能有效改善上述症狀。當身體略感不適時，可以喝碗溫熱的薑湯以預防感冒加重。

此外，因受風寒而導致鼻子過敏，打噴嚏、流鼻水不止時，飲用薑茶也能有很好的療效。

如果只是輕微的感冒，可以喝生薑湯加黑糖，逼出汗後，往往能讓症狀舒緩許多。但是，若出現口乾、喉嚨痛、喉嚨發炎、便秘、發燒、發炎等症狀時，就要停止服用生薑。而且薑湯只能用來治療因風寒*1而引起的感冒，若是風熱*2或暑濕*3所引起的感冒就不宜服用薑。

除了喝薑湯，用薑水泡腳也可以獲得同樣的效果。因為薑能加速血液循環，促使毛孔張開，就能達到祛寒發汗的效果，而且能改善「寒性體質」。但是生薑、乾薑在祛寒上各有不同的妙用，生薑多用來發汗，治風寒感冒比較有效；乾薑的功效則是專門散裡寒，對改善寒性痛經、脾胃虛寒都有很好的療效。

＋排毒、減肥、養顏美容

由於薑辣素能提高新陳代謝、促進人體排汗，就能帶走囤積在血管內的廢棄物以及體內多餘的熱量，所以有排毒減肥與養顏美容的功效。建議擔心體重又愛吃甜食的人，可以在每天早餐前喝一杯加入蜂蜜（或黑糖）的生薑紅茶，不僅有助減肥，皮膚也會變得細緻、光滑。

此外，生薑裡的薑辣素被人體吸收後會在體內產生一種抗衰老的物質，並且抑制過氧化脂質的產生，起到延緩衰老的作用。薑辣素還能抑制體內脂肪褐質色素的產生，而脂肪褐質色素在皮下沉澱後就會產生出老人斑。依據實驗的資料表明，可以知道薑辣素的抗氧化作用比目前應用在食品上的許多抗氧化劑都來得更為有效。

✚解緩噁心、嘔吐

生薑能溫暖腸胃，可解緩因為飲食不潔所造成的嘔吐、感冒所引起的嘔吐、生理期間的嘔吐以及妊娠嘔吐等症狀。

此時可將生薑與紅棗一起煮湯後服用，或是將酌量的溫熱黑糖水加入生薑汁（用生薑搗成汁）中飲用，都能有助解緩噁心與嘔吐。

*註1：指風和寒相結合所導致的疾病。通常會怕風怕冷不太會發燒。

*註2：指風和熱相結合所導致的疾病。通常會發燒、有汗。

*註3：指暑熱加上溼氣。

改善眩暈，預防暈車、暈船、暈機

日本的竹腰博士曾進行過一項實驗來驗證薑確實有改善暈車船機的效果。竹腰博士請受試者坐在旋轉椅上，再以不規則的方式來旋轉椅子。當受試者感到不舒服時，就停下旋轉，並使用重心動搖計測量出受試者身體的平衡感覺。

所謂的重心動搖計是一種用來測定身體平衡感覺的器具，在正常狀態下，器具中心部位會顯現出重心動搖的軌跡。用這器具來測量經歷過實驗的受試者時，明顯可以看到重心動搖的軌跡以不規則的方式呈現在較大範圍內，而此時他們的平衡感是很低落的。

之後，給予受試者服用十公克的薑粉，再繼續進行相同的實驗，結果受試者並沒有產生不舒服的症狀，連重心動搖軌跡也變成正常狀態。後來竹腰博士還使用了遊樂場的電動旋轉椅來進行相同的實驗，也獲得了相同的結果，因而得以證實，薑的確能夠預防暈車船機。使用方法很簡單，只要飲用一些薑汁或嚼一小片生薑即可。

之所以會「暈車船機」是指平衡感覺受到干擾而引起的暫時性自律性神經失調，影響這種平衡感覺的就是耳朵最深處的內耳。在內耳中有保持身體平衡的三半規管以及前庭，而在前庭中心的「耳石器」則是感受加速度、重力等的器官，當遇到車船、飛機的震動頻率變得不規則時，就會引起暫時性的障礙，這樣的障礙就是所謂的「暈車船機」。而薑油所含的辛辣成分能擴張血管，改善血液循環，所以食用薑以後，就能促進內耳的血液循環，並預防耳石器的暫時性機能障礙。

另外，在眩暈症中，最常見的就是「梅尼爾氏症」（俗稱耳水不平衡），這個症狀是因為內耳的內淋巴水腫所導致。當水腫過於嚴重，內淋巴與外淋巴間的隔膜會破裂，內淋巴就會跑入外淋巴液中，造成壓力失衡而產生眩暈。雖然這樣的眩暈與前述提到「暈車船機」的眩暈不一樣，但只要使用血管擴張劑，就能改善血液循環，使內耳機能轉好，大幅改善症狀。

薑有與血管擴張劑相同的作用，所以自然也能改善「內淋巴水腫」所引起的眩暈症。

至於另一種因更年期所引起的眩暈，則是荷爾蒙分泌失去平衡所引起的暫時性自律神經失調，類似於暈車船機的機能性障礙。像這類型的眩暈，只要食用薑，就能促進腦部血液循環，調整自律神經，改善眩暈的症狀。

鎮咳祛痰

生薑性溫，所以能溫暖肺部、祛寒、止咳、化痰，但是生薑治咳嗽的功效是略遜於乾薑的。同樣，若是喉嚨、呼吸道等出現發炎症狀就要避免使用薑。

防止動脈硬化

生薑中含有一種與水楊酸十分相似的物質，具有阻止血小板凝聚、防止血栓產生的作用，加上薑又能促進血液循環，因而有預防動脈硬化的效用。

使用薑來預防動脈硬化的方法是每天早晚用熱薑水漱口，並於每晚睡前喝一杯熱薑水即可。

整腸健胃

薑可以保暖腸胃，使胃部健康，並且活化唾液中的消化酵素。

生薑中所含的薑酮成分還具有促進胃液分泌的作用，能改善打嗝、胃部不舒服等症狀，不僅有效促進消化、增進食欲，也能防止胃及十二指腸潰瘍的發生。同時薑油等成分也能提高腸道功能，所以同樣能幫助消化、吸收。

防癌抗癌

根據動物實驗顯示，生薑在抑制癌細胞上也發揮有良好的作用，有潛在的防癌作用，尤其對子宮頸癌、大腸癌有明顯的抑制作用。

日本的森秀雄博士進行了一次實驗，實驗中森秀雄博士使用了兩百八十隻白老鼠。他將這些白老鼠分成六組，然後在其中一組白老鼠皮下於兩個星期內注射兩次誘發大腸癌的物質，其他組的白老鼠除了注射這些物質，同時也在牠們的飼料裡加入五種植物性化學物質，其中一種化學物質就是薑的辛辣成分。

經過一年的實驗，解剖老鼠檢查腸道的癌細胞數目和發生率後發現，只注射誘發大腸癌物質的老鼠長出了癌細胞，癌症發生率高達百分之七十四，腫瘤平均數有一・〇八個。而吃了加有植物性化學物質的老鼠，癌細胞的發生率就相對偏低，尤其是吃了含有薑的辛辣成分那一組老鼠，癌細胞發生率更是低到百分之四十，腫瘤的平均數目也只有

○・四七個，與注射了大腸癌誘發物的老鼠發生腫瘤的機率相比，差了整整有兩倍。若以大腸癌的發生率來看，注射大腸癌誘發物的老鼠發生率為百分之五十，而吃了薑的辛辣成分的老鼠則只有百分之十八。

此外，美國密西根大學綜合癌症中心（University of Michigan medical school）也進行了一項研究是，將卵巢癌的癌細胞與生薑粉放在一起，觀察生薑對癌細胞會造成何種反應？結果發現，生薑會對癌細胞造成兩種影響：一是生薑會讓癌細胞自行凋亡、自殺，而不使之蔓延擴散到其他健康的細胞。二是讓癌細胞自體吞噬。這二項結果都能見出癌細胞會比較容易被消滅，因而證實生薑對癌細胞能造成一定程度的殺傷力。

生薑不只能夠抑制發炎，也能抑制癌細胞，而且生薑引發細胞自體死亡的速度也幾乎同於化療使用的藥物效果，所以在抑制癌細胞的增生上有很好的效果。

除了上述幾種較為重要的功效，到目前為止，薑經過科學實驗證明的「藥理作用」還有：強化心臟收縮力、消除身體病痛、防止食物中毒、防止食物腐敗、緩解經痛、減少膽結石、防止傷寒菌以及霍亂菌的繁殖、改善低血壓與高血壓等作用。而且自古以來，薑就廣泛地被用於治病與養身，更是最主要的中藥材之一，在所有的中藥配方中，約有百分之七十都含有薑。

而且因為薑有散寒氣、去腥味的作用，所以在料理魚蟹海鮮時也多會加入生薑同煮。

薑的效用如此之廣，為了增進健康，預防疾病，不妨把薑當成日常食材，多加利用，為自己的健康加分。

食用薑時的注意事項

薑雖然有很卓越的健康效果，食用過量也會引起副作用，例如像是可能會影響抗凝血劑warfarin。而且薑因為會促進膽汁分泌，可能會對患有膽結石的病人產生不良反應，所以有膽結石的人也要避免吃入大量的生薑。

食用薑時如果有出現過敏反應，通常都是出現紅疹，尤其若是服用粉狀物，更會導致脹氣、噁心或胸口灼熱。

此外，食用新鮮的嫩薑也可能會導致腸道阻塞，特別是患有發炎性消化道疾病、消化道潰瘍或是有腸阻塞病史的人，有可能在食用大量嫩薑時出現嚴重的反應。

在李時珍的《本草綱目》中也有提到：「食薑久，積熱患目。凡病痔人多食兼酒，立發甚速。癰瘡人多食則生惡肉。」說明了長期服用生薑會對眼睛造成損害。

儘管生薑能延年益壽，發揮養生保健及治病的作用，但因為它辛熱燥烈，屬於刺激物，所以體質偏向陰虛有熱、眼睛乾澀、好發青春痘、喉嚨不舒服或是孕婦等都要少吃或避免食用。加上薑辣素會使肝炎病人的肝細胞發生變性、壞死、增生間質組織，引起肝功能失調，特別是腐爛的生薑會產生一種毒性很強的物質——黃樟素，因此患有肝炎的病人也要避免食用生薑。

至於食用薑的時間，也有禁忌。中醫認為，一到了晚上，人就要靜下來準備休息，但薑能增強、加速血液循環，刺激胃液分泌，加上薑屬熱，會讓人上火，吃了後會使人興奮，難以入睡、刺激神經，影響心臟功能以及鬱積內火等不良影響，所以才有「晚上吃薑，如食砒霜」這種略顯誇張的說法。但若是早上吃薑則能有益健康，因為人體在經過長時間的睡眠後，醒來時氣血流動較慢，尚無法通徹全身，吃薑能有助氣血通暢。而且血液流動加速後，也有提神的功效，所以民間就有「朝含三片薑，不用開藥方」的說法。

除了晚上不宜吃薑，秋天時也不能多吃。古代醫書中有寫到：「一年之內，秋不食薑；一日之內，夜不食薑。」這句話。秋天的氣候乾燥，燥氣容易傷肺，而生薑屬於辛辣、熱性的食物，在料理過程中也會失去許多水分，食用後容易上火，更容易傷害肺部，加劇人體失水、乾燥，所以自古就建議不要在秋天吃薑或是少吃薑及其他辛辣的食物。不過，現代的營養專家則表示，在秋天的時候並不是就一定不能吃薑，只是要注意，不能多吃。

生薑的好處雖然很多，但有三類型的人不太適合吃薑，要特別留意：

一、體質陰虛的人。所謂的陰虛就是燥熱，表現出來的症狀有手腳心發熱、手心有汗、經常口乾、愛喝水、皮膚乾燥、心煩易怒、睡不好。薑性辛溫，陰虛的人吃了會加重陰虛的症狀。

二、內熱較重的人。如果患有肺熱燥咳、咳痰較黃、胃熱嘔吐、口臭、痔瘡出血、便秘等疾病的人就不適合食用生薑。

三、患有肝炎的病人。薑裡頭所含的黃樟素及薑辣素會使肝炎病人的肝細胞發生病變及間質組織增生，造成肝功能異常、肝臟纖維化，所以肝炎病人要避免食用生薑。

第二章

薑療體驗手記

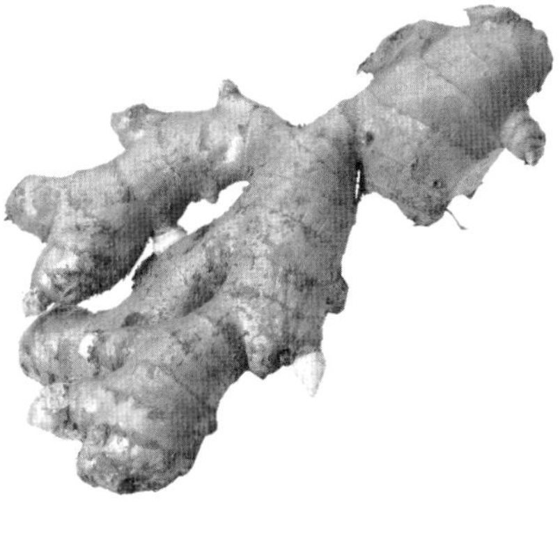

實例一　卵巢囊腫縮小，生理痛消失——薑紅茶

長年來，我每一次生理期來時，腹部都會異常疼痛，後來因為痛到實在無法忍受，我於是前往婦產科檢查，才發現自己兩邊的卵巢已各長出直徑約有四公分大小的腫瘤。而且經由檢查數據得知，我有很大的可能罹患子宮內膜異位症。

醫生說我兩邊的腫瘤還不須要開刀，但建議我使用荷爾蒙療法。

我擔心這種療法會有副作用，所以不太想接受，打算先觀察一年後再做決定。

看過醫生，接受過檢查後，每一次生理期來時，我的腹部都一樣疼痛難忍。從生理期開始的第一天到第三天，我從背部到腹部一帶的疼痛，都痛得讓我難以忍受。

當實在痛得受不了時，我就會服用市面上販售的止痛藥來緩和疼痛。可是止痛藥的效果只是暫時的，等藥效過去後，我又會痛得站不起來，甚至會痛到在床上打滾。

不知道是不是因為有卵巢腫瘤的關係，我的腹部總是會感到寒冷，到了秋末，都要穿上很厚的衣服保暖。一到夏天，當人家一打開冷氣，我的腰部、腹部就會覺得冷，生理痛的情況也會更加嚴重。

為了減輕這樣的痛苦，我每星期都會去進行針灸治療，可是效果並不大。

一直到有一天，我在某本健康雜誌上看到一篇有關薑紅茶的報導，報導說薑紅茶能改善寒性體質，加上我本來就很喜歡薑的香氣，所以便想來試試看。

我會在杯子裡放入紅茶包，然後沖入一百五十毫升的熱開水，再加入用老薑磨成泥的薑泥。想喝甜一點時就加入些黑糖。

我每天都會在早、晚餐後各喝上一杯薑紅茶。我喜歡在薑紅茶中加入一些黑糖，喝起來甜甜的，口感很好。

起初，我是天天磨薑泥來用，但漸漸地，我覺得這樣太麻煩又耗時，所以就乾脆一次用上四、五個老薑。我把這些老薑洗乾淨後，全丟入食物調理機中打成泥，再用紗布包住，絞出薑汁來。

我把這些薑汁裝入製冰盒中放到冷凍庫中保存。每天要喝薑紅茶時，就取出這些薑汁冰塊，把冰塊放入熱紅茶中飲用。

開始喝薑紅茶約十五分鐘後，我就會覺得自己的胃開始暖和起來，再過十五分鐘後，手腳也會漸漸暖和起來。因為全身都感到很溫暖，晚上睡覺時也變得很好入眠。

飲用薑紅茶三個月後，我去做了每年一次的定期超音波檢查。檢查的結果讓我很驚訝，因為原本是直徑四公分的兩個腫瘤，竟都縮小了一半，剩下直徑兩公分。

在檢查完血液後，醫生跟我說：「子宮內膜異位症的部分，可以放心了。」聽到醫生這麼跟我說，我開心得簡直要跳起來，因為這些出乎意料的結果都是我從未曾想過的。

又過了一個月後，我的生理痛竟提早結束了。從前，當生理期開始後，我就會有三天的時間需要服用止痛藥，但現在，我只要在第一天吃就可以了。

對此，我真的感到很高興，直覺得能及時喝薑紅茶真是太好了。

直到現在，我在生理期時已經不再會感到疼痛了，和沒喝薑紅茶那時比起來，我簡直是如獲新生般。

實例二　皺紋消失，肌膚變年輕了——塗抹薑精

約在二十五歲左右，我就明顯感覺到自己的肌膚正逐漸在老化。我在二十二歲時結婚，並於二十三歲、二十五歲時生下兩個孩子，每天都為了育兒忙得團團轉，根本沒有時間好好保養肌膚，所以才會造成肌膚的快速老化。

那時，我的臉色看起來很暗沉，沒有一點朝氣，加上還有嚴重的黑眼圈，整個人看起來就像四十歲以上似的。

不知道是不是因為生了兩個孩子，我的體質也跟著有了改變。額頭、鼻子以及嘴唇周圍變得很容易出油，但這些部位以外的地方卻很乾燥。因為臉上的膚質很不一致，所以實在很難上妝，而且就算化了妝，看起來也依舊很蒼老。

二十七歲時，我臉部肌膚的老化更顯嚴重，不僅嘴唇兩旁長出了幾條明顯的皺紋，眼尾也出現了魚尾紋。

為了遮醜，我開始拚命往自己臉上塗抹粉底霜，但粉底霜塗得愈厚，也只會使皺紋更增明顯而已。

當時，我的皮膚狀況可說是糟透了，很多認識我的人在看到我後都問我：「妳是不是有什麼地方不舒服？妳的臉色看起來很憔悴耶……」甚至連我先生都說，我的容貌在婚後變了很多。

我的好友們幾乎都擁有漂亮、健康的肌膚，穿著打扮也很入時，生活得很愉悅開心，只有我在為老化的肌膚、滿臉的皺紋煩惱。

我完全失去自信，也不太敢回娘家。因為怕回去了，未婚的妹妹們會取笑我結婚生子後老得太快。

有一天，我為了一件重要的事情而去拜訪一位老朋友，我們兩人都還沒滿三十歲，但她看起來是容光煥發，豔麗動人的年輕女性，我看起來卻像年老色衰的中年婦女。

我的朋友說，她之所以能看起來這麼年輕，並不是擦了或吃了什麼昂貴的保養品，都是因為使用了薑精的緣故。老實說，聽到她這麼說，我很是懷疑。

看我一臉的不相信，她於是帶我去見她母親。她的母親一頭烏黑秀髮，皮膚很好，看起來約五十歲左右。但沒想到，她的母親其實已經六十八歲了！這真是讓我不敢置信。

原來，好友與她的母親兩人都在使用薑精保養皮膚。這讓我很是心動，所以回家後也立刻開始製作薑精使用。

從那一天起，我停用所有保養品、化妝品，在早晨以及晚間做完臉部清潔後，就只在臉上塗薑精。

我每天早晚洗過臉後，會避開眼睛，把薑精塗滿整臉，再用指腹輕輕的由下往上按摩。剛塗上去的薑精會有一股濃郁的味道，但很快就會消失了。

使用薑精約一星期後，我的皮膚就有了轉變，變得水嫩，有彈性。這樣的變化讓我很意外，因為我做夢也想不到竟能這麼快就出現這麼好的效果。

持續使用薑精兩個月後，我的黑眼圈就消失了，氣色變好，臉色也增添了幾許紅潤與光澤。

我拿起鏡子仔細端詳自己的臉，發現連魚尾紋以及嘴角旁的皺紋也都消失了。

以前曾聽人說，皺紋一旦出現，就不太可能會消失，但想不到，在塗抹薑精兩個月後，這些皺紋竟然都不見了。

使用薑精後，我的膚質有了很明顯的改善，整張臉看起來光滑、明亮，我很開心自己終於又擁有了年輕細緻的好肌膚。

持續使用薑精半年後，所以那些曾令我煩惱的肌膚問題全都離我遠去，現在，我不僅擁有美麗、健康的肌膚，也再度擁有了自信。

託薑精的福，現在我不再會避開人多的場合，反而更積極去參與各種聚會了。

※薑精的作法

①首先，將六十~八十公克的老薑洗淨，不要去皮，切成薄片，厚度不要超過一公分。

②把切好的老薑薄片放到太陽底下曬兩天

③把曬乾的薄薑片放到鍋裡，加入兩百毫升的水，用小火煮。如果沒有時間或嫌麻煩，可以到中藥店買乾薑來用。若是用乾薑，一次用二十公克就行了。

④等煮薑的水剩到約一百毫升時就可以熄火。趁熱用紗布過濾。

⑤等過濾後的薑汁完全冷卻，再加入一百毫升的消毒用酒精，薑精就製作完成了。

⑥做好的薑精可以放入冰箱的冷藏室中保存。保存期限約為一個月左右。

實例三　有效改善過敏性體質——味噌薑

我的先生有過敏性皮膚炎，我一直很想幫他改善體質。我是那種只要別人說哪種食物對身體有好處就會去吃的人，聽人說味噌薑能有不錯的效用，我知道有所謂的「醫食同源」，亦即吃對東西也等於是在治療。而且吃的既然是食物，那麼就算吃錯了也不會有什麼不好的副作用，所以我就試起了味噌薑。

我做味噌薑的方法很簡單。

首先，我會準備一些空罐子，用清潔劑洗淨後再用熱水消毒，然後將罐子倒立，以瀝乾水分。等完全瀝乾罐內水分後，我會放入切成小片的嫩薑，並在上頭鋪一層味噌，蓋上瓶蓋，放入冰箱裡，等個三、四天後就可食用。

這期間，嫩薑會稀釋出水分，這些水分會讓味噌的味道變得淡些，但這些味噌也含有薑的精華，所以我也會用這些味噌來煮菜。

我先生在吃了味噌薑一段時間後，體質真的出現了改變。現在就算是吃些海鮮、竹筍一類食物，皮膚也不會像從前那樣出現發癢、紅腫的過敏情況。以前他都是吃抗過敏的藥，但是效果不是很好。可是吃了味噌薑後，不知道是否與這有關，他再去吃那些抗過敏的藥時，居然出現了非常好的效果。

至於我本身則是屬於寒性體質，時常會感冒、流鼻水，手腳四肢的末梢也總會覺得冰冷。我每次感冒，喉嚨就會隱隱作痛，單是吞個口水也能感覺到那痛楚。

自從吃了味噌薑後，我的手腳末梢不再那樣冰冷，而是漸漸暖和起來。感冒時，喉嚨也不再那樣疼痛，鼻水的流量也減少許多。

我跟先生的健康、體質都有了大幅的改善，先生的過敏症狀也舒緩了許多。從前，因為過敏，他根本不敢吃蛋，但現在他已經沒這層擔心了。不過最重要的是，吃味噌薑是完全不會有副作用的。

除了在先生身上出現了如此顯著的成果，我在吃了味噌薑後，不僅手腳溫暖起來，身體覺得暖和，也很少感冒了，就算偶爾輕微感冒，也能很快就好起來。

能改善寒性體質的味噌薑，對我與先生來說，真是一道健康又營養的食品。

實例四　有效改善慢性關節炎——醋薑

我經營著一間小通訊器材行。有好些年，我都是一個人忙裡忙外，很少有時間能坐下來好好休息。而且每星期至少會熬個兩、三天夜，常常回到家都已經過了凌晨一點。

我想，這樣的生活方式應該對我的健康造成了極大的損害，因為在某年的八月底，當我坐在電腦前處理一些工作時，手腕關節的部分突然襲來一陣疼痛。

當時已是深夜，我想可能是因為自己太累，只要睡一覺就好，所以沒太放在心上。可是過了一個星期後，我的手腕關節依舊疼痛不已。

在那段期間，我曾前往醫院看病，但醫生們卻都找不出原因。結果，又經過一段時間後，不只是我的手腕關節，就連腳掌、膝蓋等部位也痛了起來。

只要走上幾步路，我手腳的關節就會劇烈疼痛。又過不久，包括我的肩膀、手肘、手指等處的全身關節也跟著痛了起來，甚至痛到連電腦滑鼠都無法使用。

半年後，我才終於知道自己罹患了慢性關節炎。

醫生跟我說，過度的勞累加上焦躁與緊張的累積，就很容易會罹患上慢性關節炎，就我的狀況來說，應該是太累了才會發病。

知道了自己的病因後，我開始聽從醫生的建議，好好接受治療。可是，在當時那個還沒有開發出非類固醇性抗消炎藥的年代，要治療慢性關節炎，大多是使用類固醇藥物。我曾經聽說過使用類固醇會有副作用，所以有些擔心，一直在想著有沒有什麼方法能減少類固醇的服用量。

不久後，一位與我熟識的友人推薦我吃醋薑。他說自己以前也有過類似的病症，但在吃醋薑一陣子後，就獲得了極大的改善。

聽他這麼一說，我在心中想著，若能多少減輕些關節的疼痛，那麼應該就可以少服些類固醇，副作用也會少些，於是我便開始吃起了醋薑。

我每天早晚都會各吃上約二十公克的醋薑，關節痛比較嚴重的時候會多吃點，那時我就會改成早中晚都吃。

剛開始吃醋薑時，效果並不明顯，但吃了三個月後，我漸漸覺得身體變輕鬆許多。

又過了兩個月，我全身的關節痛也跟著緩和了許多。

偶爾，當工作忙碌時，疼痛依舊會發作，但也都能在短時間內獲得舒緩。

我以為這樣的話關節炎應該快好了，就停止吃醋薑，結果，就在我停吃醋薑後沒多久，關節痛又復發了，那疼痛，真是讓我痛到快受不了。於是我又開始每天都吃起醋薑，全身的關節痛才又減緩了下來。因此，我不得不佩服起醋薑的功效。也因為這樣，直到現在，我仍持續每天吃醋薑。

當時，我除了每天吃醋薑，也有接受醫生的治療，服用類固醇。但因為醋薑的效用，讓我服用的類固醇量可以減少許多，所以我也不再擔心副作用的問題。

所謂的關節炎，是一種免疫系統異常所引發的疾病，而吃薑能提高免疫力，又能消除關節痛，所以對像我這樣的關節炎患者來說，實在是很有幫助的食品。

實例五　解決不舒服的腸胃問題——梅子生薑湯

我自學生時代起就很喜歡運動，不論是陸上還是水上運動，我都躍躍欲試。或許因為我常運動，新陳代謝好，膚色看起來很是紅潤，外表也看起來比實際年齡年輕許多。

不過，因為我很怕熱，所以只要一到夏天，我就會喝很多冰涼的飲料或啤酒來消暑。

可是就在某年夏天，我照常喝冰啤酒來消暑時，才喝下沒多久，我的肚子就翻攪不已，逼得我直往廁所跑。

拉完肚子後，我覺得自己的胃腸變得怪怪的，雖然仍有食慾，但肚子裡似乎有很多空氣，脹脹的，所以不太能吃東西。而且肚子會持續發出咕嚕咕嚕的聲音，有時也會有肚子在翻攪的感覺。

因為以前從不曾有過這樣的情況，所以嚇得我一度以為自己得了什麼腸胃上的重大疾病。

去看了醫生後，醫生跟我說，我是因為喝太多冰啤酒，腸道充滿了寒氣，使得腸道裡的益菌減少，壞菌卻增多，才導致腸胃生病。

我吃了醫生開給我的藥近兩個月，可是卻一點起色都沒有，我因而非常煩惱。正當我不知該如何是好時，一位朋友建議我可以喝「梅子生薑湯」試試。

於是，我聽從朋友的勸，試著喝起了梅子生薑湯。一開始，我會在每天三餐飯前喝大約一百五十毫升的梅子生薑湯。過了一個星期後，我的肚子就再沒發出咕嚕聲了，拉肚子的症狀也減輕很多。

我喝了梅子生薑湯約一個月後，胃腸就恢復了健康。因為生薑與梅子有效的發揮了殺菌作用，撲滅了腸內的壞菌，讓我生病的腸胃得以好轉，才能治好腹鳴、腹瀉的症狀。

此後，我就養成了常喝梅子生薑湯的習慣。不只如此，因為體會到薑的妙用，平時在煮魚湯以及味噌湯時，我也都一定會放些薑片，既提味，又養生。

實例六　大幅減輕風濕痛——陳皮生薑湯

以前，我是在一家大賣場擔任主管職，但後來因為罹患了風濕痛，基於健康上的考量，不得不辭去在大賣場的工作。

如果身體狀況稍微好些，我會去接些外包的手工來做，可是若狀況不好，就只能在家中靜養。

我的身體狀況時好時壞，尤其是在寒冷的冬季、梅雨季、下雨的前一天或是溼氣重的日子裡，我四肢的關節，特別是兩手腕、手肘的部分就會疼痛起來。我的右手肘以及左手腕都因為硬直而變形，模樣實在很難看。

為了減輕關節的負擔，我試著減輕些體重，可是在試過各種減肥法後，卻始終都沒有成效。結果在某年的梅雨季，我的風濕痛突然惡化了。

醫生開了類固醇給我治療疼痛，但是我曾因為服用類固醇而引起「滿月臉」的副作用，所以我不太想使用而有些抗拒。

其時，我看到某本醫藥雜誌上刊載有一則關於「喝陳皮生薑湯能改善風濕痛」的報導，於是我就試著做了「陳皮生薑湯」來喝。

想不到，我才喝了一個多月，手腳末梢就稍稍覺得暖和了起來，不再感到冰冷。除了風濕痛，我還有畏寒症，很少流汗，也總是流得很少，可是在喝了陳皮生薑湯後，排汗的情況明顯好轉，排尿的狀況也變好很多。

又過了一個月後，我四肢的疼痛也減輕許多，身體健康狀況大幅好轉，讓我燃起了重回職場工作的念頭。

自從開始喝「陳皮生薑湯」後，我的體質明顯改善了，所以我從每天喝兩～三次的陳皮生薑湯，增加為每天喝五次。

我改為每天喝五次的陳皮生薑湯後約半個月，就只有在起床的時候四肢稍微會感到些疼痛，其他時候幾乎都不會痛了。

實例七　拯救潰爛的皮膚——蓮藕生薑湯

我從小皮膚就不好，一直被濕疹纏身，常會又腫又癢的，所以得經常服用類固醇的藥劑並塗抹類固醇的軟膏。

但是，我皮膚的狀況並沒有因此而好轉，反而逐漸惡化，甚至到了全身發紅，奇癢無比的地步。我的臉、頸部、前胸以及兩手腕都被我抓破皮並流出濃水，情況實在慘不忍睹。

我臉上的肌膚也因為長期塗抹類固醇軟膏而使膚色變得暗沉。

為了解決皮膚的問題，我看過不少相關書籍，有很多書上都寫到，會罹患濕疹是因為體溫過低，體內水分過多。為了排除體內的水分，就要少吃寒性、濕冷的食物並保持身體溫暖。

於是，我決定每天都要走上一萬步的路，並且飲用朋友推薦給我的「蓮藕生薑湯」。我每天的飲食都會盡量避開生冷、寒涼性的食物，並且在早上散步回家後喝一杯「蓮藕生薑湯」，在午餐及晚餐前再喝一杯。過了一個月後，從皮膚的傷口處就排出了金黃色的濃水，乍看就像是皮膚病惡化似的。我雖然感到很是害怕、不安，但仍舊極力忍耐著，持續每天喝三次蓮藕生薑湯。

三個月過後，我的皮膚幾乎不再搔癢，也逐漸變得乾燥，膚色暗沉的問題也獲得了很大的改善。

實例八 改善體質，養顏美容——烤薑

我經營一家護膚美容中心，在從事這分工作後我才知道，原來不管使用多高級的化妝品、保養品，對肌膚的幫助都是有限的，無法達致完美的效果。

例如若是有排便上困擾的人，因為體內的毒素累積，自然就會反應在肌膚上，此時不論拿什麼保養品來塗抹肌膚，成效都很有限。正如同中醫師們所強調的，肌膚的問體都是表象，唯有把體內真正調理好、改善體質後，才能根治所有肌膚問題。因此，若想要獲得美麗，高價的化妝品、保養品不是唯一的特效藥，擁有健康的身體，才能達致美麗的境界。

我早在多年前就經由各種查證、比對了解到這一點，因此我開始研究起有哪些食物是對身體有好處，可以多吃的。

就我的觀察，我發現對身體有好處的食物必須要有助於血液循環以及排便順暢，結合這兩個條件後，我找到了薑這個食品。

嚴格說來，薑並不能算是蔬菜，而是一種接近藥草的植物、調味料。把薑加入菜餚

中不但可以除腥、提味還能殺菌，讓菜餚更美味、健康。因此，我們只要再稍微下點功夫，就可以輕鬆獲得薑的療效。

薑在烤過之後，藥效會加倍，所以只要吃烤薑，就能大幅改善許多病症。

我在生產過後因荷爾蒙失調，經常會反覆出現身體發冷、臉潮紅的症狀。為了改善這樣的情況，於是我天天吃烤薑，而且還利用烤薑來烹調其他食物。約莫三個月後，我就沒有再出現上述的情況了。

此外，我很喜歡喝酒，幾乎每天都會喝些酒，甚至有時還會喝到醉。但我發現，若是在喝酒時吃些烤薑，隔天起床時就不會宿醉。

因為深知烤薑的好療效，所以我也大力推薦給我妹妹。

我妹妹曾動過子宮肌瘤的手術，可是開刀後，她的生理痛卻更形嚴重，甚至在生理期來時都只能躺在床上。

我妹妹是單身，為了照顧深受生理痛所苦的她，我常會在她生理期時帶東西給她吃，並在她的飲食中加入些烤薑。

幾次下來後，我注意到妹妹的臉色有了些改變。之前她在生理期時的臉色多是發青的，但吃了幾次烤薑後則漸漸恢復了血色。就這點看來，可以知道她的體質正在改善中。

之後我建議妹妹每天都要吃一次烤薑，她在吃了半年後，身體就變得越來越健康。妹妹說她在吃了烤薑後，不規則的生理期變規則了，便秘的問題也解決了。以前她幾乎是每三天才上一次大號，現在則是每天都能按時上了。

不僅如此，妹妹說自從吃了烤薑後，臉上的水腫消失，也看不到面皰之類的瑕疵，臉色更是變明亮許多。

此外，我妹妹是屬於寒性體質，即使是在夏天也不太會流汗，但吃了烤薑後，她的排汗變得比較順了。我想這應該是她體質由「寒」轉「溫」的好現像。隨著體質的改善，她的健康也愈漸好轉，生理期間也不用躺在床上，甚至能出門上班了。

妹妹在吃烤薑半年後，讓她苦惱了整整十年的嚴重生理痛竟完全消失了。能夠獲得這樣的成效，不僅妹妹開心，我也為她感到欣慰。

實例九　整腸健胃——蜂蜜加生薑汁

有一陣子，我經常便秘，當時我的整個肚子都鼓脹起來，還伴隨有微微的腹痛以及不斷地打嗝。

就醫檢查後，醫生A說這可能是因膽囊機能衰退而引起；但醫生B則說我血液中的澱粉酶值很高，很可能是罹患了胰臟炎。後來，醫生B幫我做胃鏡檢查後發現，原來是我胃裡的細菌太多，需要使用抗生素治療。可是我不喜歡使用抗生素治療。當時有位同事建議我可以飲用蜂蜜加生薑汁，他說生薑的薑油能夠殺死壞菌。

我抱著半信半疑的心態，試著去調了蜂蜜加生薑汁來喝。喝了三天後，我突然排出了大量的糞便，而且是在一天之內排了三次。

接著，我肚子裡的空氣消失，膨脹的腹部變小，身體狀況也變好了。

之後，我仍繼續每天飲用兩次的蜂蜜加生薑汁，經過一個月後，腹痛、打嗝的情況都不再發生了。

第三章

各式各樣的薑療法——好吃的薑療

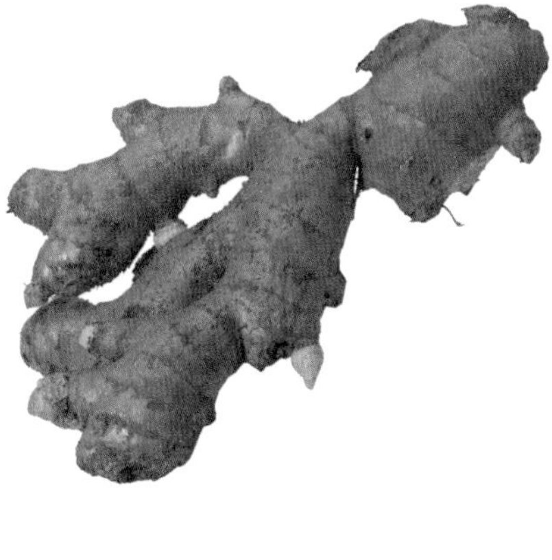

薑紅茶

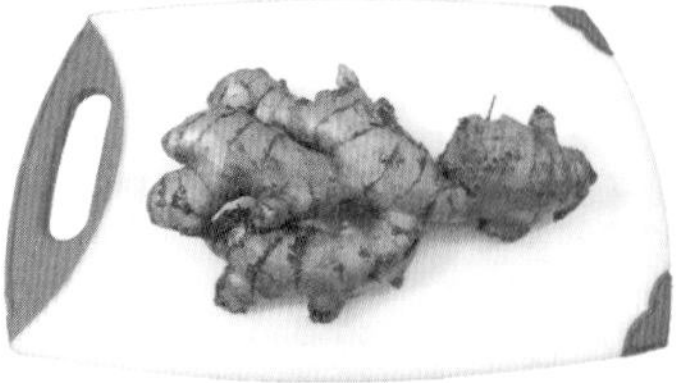
把老薑洗淨

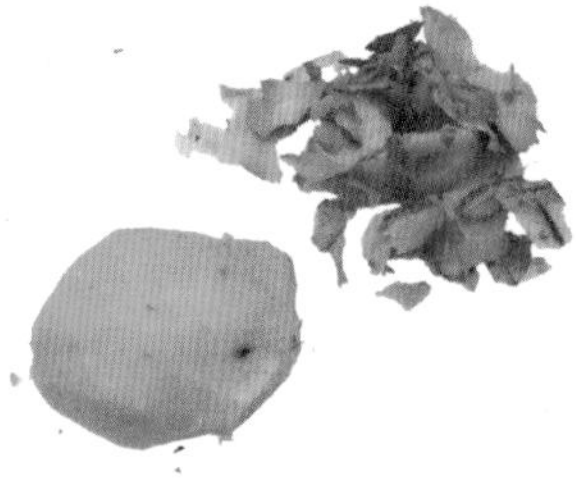
把薑去皮

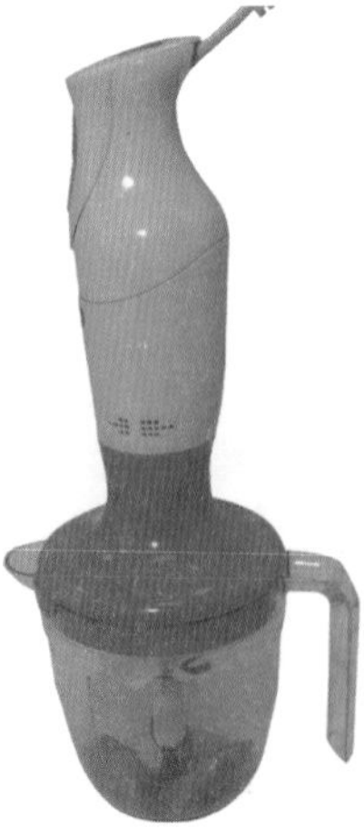
用食物調理機把薑打成薑泥

材料

老薑
紅茶（茶包或茶葉都可以）

作法

1 洗淨老薑，削掉外皮，然後利用食物調理機把切成小片的薑打成泥狀，用紗布包住薑泥，絞出薑汁。
2 接著沖泡紅茶，任何廠牌的紅茶都可以，也可以使用茶包。
3 趁著紅茶還熱時，加入之前絞出的薑汁。一茶杯的紅茶可加一到兩小匙的薑汁。

＊做薑紅茶的方法有兩種。一種是將老薑磨成泥，經過濾後，用過濾的薑汁沖泡熱紅茶飲用；另一種則是不過濾薑泥，直接以生薑泥沖泡熱紅茶喝。

效用

1 消除體內寒氣。
2 利尿、消水腫，排除多餘水分。
3 促進血液循環，提高代謝，燃燒脂肪。
4 促進消化，減少便秘。

紅茶是一種發酵茶，其中所含的多酚能有效預防感冒、流感而備受關注。除了日常飲用，用紅茶來漱口不僅能獲得相同的效果，還能保持口氣清新。

根據研究，紅茶在治癒疾病上的效用有：預防蛀牙、預防食物中毒、降血壓、降血糖、減緩冠狀動脈疾病、減少中風和罹患部分癌症的機率等。

至於在健康保養方面則可以去油膩，幫助腸胃消化、增進食慾、消水腫、強壯心臟、抗老化、延緩衰老等。

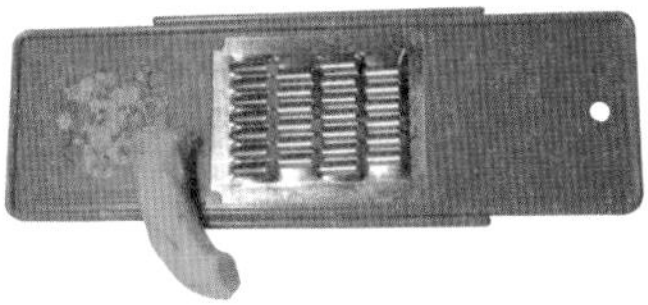

用擦菜板磨薑泥

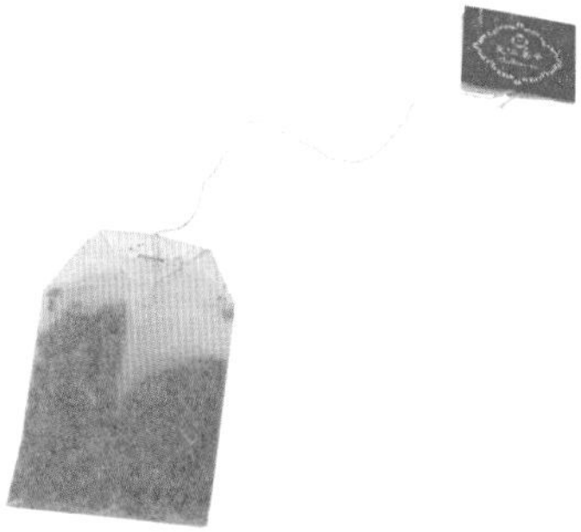

紅茶

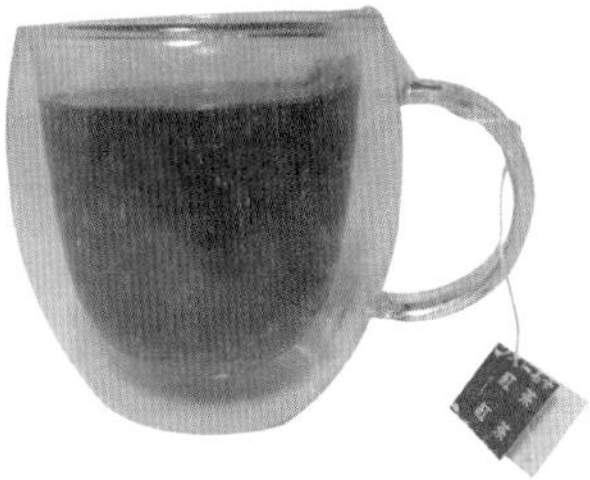

完成後的薑汁紅茶

備註

①原則上，每天可以喝三至六杯的薑紅茶。第一杯最好在早餐前飲用，效果較好。其餘可以在進餐前、兩餐之間或是就寢前飲用。

②腸胃不適的人要避免飲用薑紅茶。尤其有胃潰瘍、慢性胃炎、腸躁症的患者要避免空腹飲用。

③薑汁的使用量沒有一定，可隨自己喜好做調整。

④愛吃甜的人可以加入少許蜂蜜或是黑糖調味。

⑤沒用完的薑汁放入冰箱冷藏室內可保存一天，放入冷凍庫則可保存兩～三星期。

中醫師的小提醒

①體質燥熱，容易上火的人，可以選用經過過濾的薑汁；而平時容易手腳冰冷，不容易流汗，體質偏寒的人，可以不過濾，直接以薑泥沖泡熱紅茶。

②夏天，天氣較熱時，建議使用薑汁；冬天，天氣嚴寒時，可使用薑泥。

綠茶薑湯

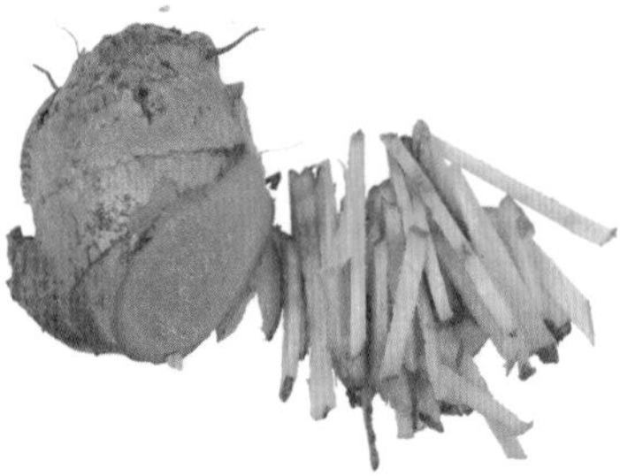

把薑切絲

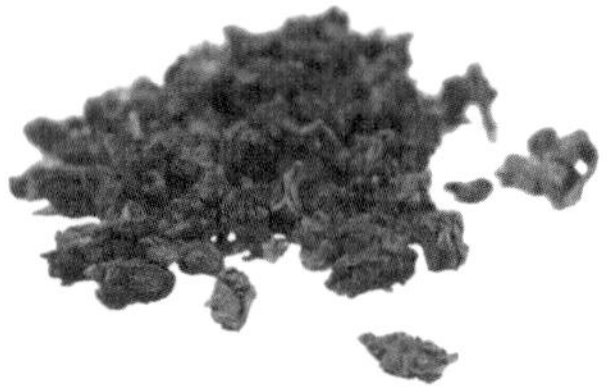

綠茶

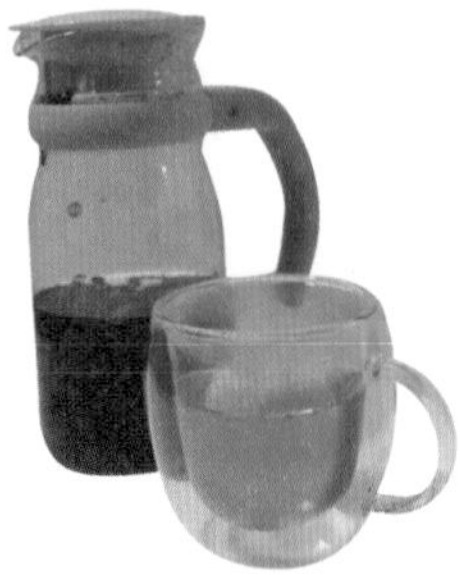

泡好的薑絲綠茶

材料

綠茶　五公克
薑絲　五公克

作法

1 將生薑洗淨（可去皮也可不去）後切成細絲。
2 將生薑與綠茶放進沸水中沖泡，約十分鐘即可。
3 過濾薑絲與綠茶後即可飲用。

效用

1 清熱解毒，防中暑。有效改善因暑熱所引起的頭昏、心悸、胸悶等情況。
2 益氣舒心。

綠茶是一種未經發酵的茶，因未經發酵，所以保留了許多鮮葉的天然物質，含有較多的茶多酚、兒茶素、葉綠素、咖啡因、胺基酸、維生素等。

綠茶的效用很廣，可以用作抗氧化劑來對抗癌症、降低膽固醇、刺激免疫系統、調節血糖和胰島素含量、預防前列腺腫大等。苦味來源的茶鹼，則能用作支氣管擴張藥物的原料。綠茶的特殊效果可說是其他茶類所不及的。

多喝綠茶可以有以下幾種功效：

①防曬：綠茶有很強的抗氧化功能，可減少導致皮膚曬傷、鬆弛和粗糙的過氧化物約三分之一左右。不論是作成防曬用品或直接飲用，都有一樣的效用。

②降血脂：綠茶中的兒茶素能抑制血小板凝集，降低動脈硬化發生的機率。而且綠茶中所含的黃銅醇類有抗氧化的作用，也可以降低心血管疾病的發生。

③防口臭：綠茶含有氟，能減少牙菌斑、牙周炎、蛀牙的發生。而茶裡頭的單寧酸則有殺菌的效用，可以防止食物殘渣繁殖細菌，因而能有效防止口臭。

④抗衰老、美白：人體在新陳代謝的過程中，如果過氧化，就會產生大量的自由基，而使細胞受傷、容易老化。而綠茶所含有的抗氧化劑是維他命E的二十倍，

能有效抵抗老化、清除自由基。且綠茶中含有大量的維他命C，可以淡化肌膚中的黑色素，使肌膚美白柔嫩。

⑤抗菌：綠茶裡的兒茶素能抑制導致人體生病的部分細菌，有抗菌消炎的功效。

⑥防止胃病、促進消化：經實驗發現，常喝綠茶的人在胃部發現幽門螺旋菌的比率比較低，所以能防止胃病。而且綠茶也能夠改善消化不良的情況，例如細菌所引起的急性腹瀉等，就能喝一點綠茶來減輕症狀。

⑦抗癌：經最新研究證實，綠茶能有效防治腸癌、食道癌，對口腔癌也很有效。

⑧瘦身：綠茶中因含有茶鹼以及咖啡因，可以活化蛋白質激酶及三酸甘油酯解脂酶，減少脂肪細胞堆積，所以能有減肥的效用。

綠茶除了可拿來飲用，也可以用來製成能抗菌、抗病毒的肥皂、洗髮精、洗潔劑，或是毛巾、寢具來使用。

中醫師的小提醒

建議生薑不要去皮，這樣才能發揮生薑的整體功效。

紅棗生薑湯

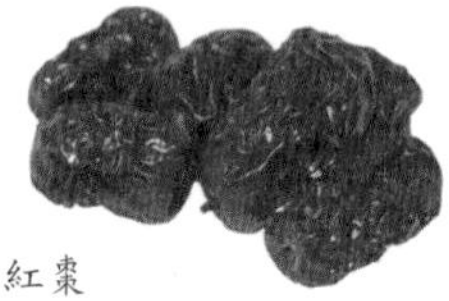
紅棗

材料

生薑　四片
紅棗　十顆
黑糖　一大匙（可依個人口味做調整）

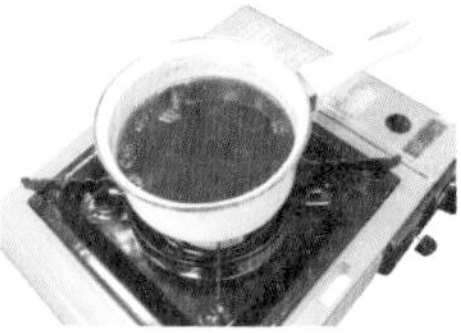
將所有材料放入鍋中煮

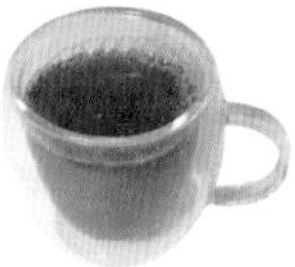
完成的紅棗薑茶

作法

1 將紅棗洗淨，擦乾水氣後，用刀子將紅棗切開，去掉核。
2 將所有材料都放進電鍋內鍋中，加入約七百五十毫升的水，用電鍋煮約三十分鐘（外鍋要放一杯水）。若是用一般瓦斯爐去煮，則要在鍋子裡放入約一公升的水，用大火煮沸後，再用小火熬三十分鐘至顏色呈現深褐色熄火，最後才放入黑糖，充分攪拌。
3 取出生薑扔掉，濾出湯汁飲用。
4 早晚各喝一次（要趁熱喝）。早上空腹喝紅棗生薑茶能補血暖胃，除去胃腸寒氣。

＊另一簡單的作法是：

1 將七、八顆紅棗以及三、四片生薑洗淨後放入保溫杯中沖入熱開水。
2 靜待一小時後即可食用。

效用

1 感染風寒、咳嗽的人飲用紅棗生薑湯，能有效達到祛寒的功用。
2 能改善肝臟疾病、滋養強壯，增強免疫力。
3 調和消化系統、呼吸系統的功能，改善腸胃不適。
4 治療下巴長痘。因為下巴長痘多是起因於有寒氣、氣血不足，而非火氣大，所以可用薑來祛寒，用紅棗來補氣血。
5 活血化瘀，促進氣血流通，改善手腳冰冷。

紅棗又名大棗，含豐富的蛋白質、脂肪、醣類、胡蘿蔔素、維生素B、維生素C、維生素P以及鈣、磷、鐵等營養成分。其中維生素C的含量高居水果之冠，有維生素王的美稱。

紅棗是中藥裡一味重要的藥材，用途很廣泛，除了能促進肝臟排毒、健脾益胃，還能補氣養血、解鬱安神、護膚美容、防止落髮、滋養強壯。紅棗洗淨後生吃最有養顏美容的效果，但曬乾後製成料理或茶飲，更適合養生需求。

備註

①紅棗生薑茶多為養血補氣用，所以即便是在生理期間，也能安心飲用。
②若有便秘症狀，在煮棗前要先去掉棗核，因為棗核上火，棗肉則不會。

中醫師的小提醒

紅棗生薑湯適用於風寒感冒或淋雨後有胃寒、發熱的情況，不能用於暑熱感冒或風熱感冒，也不能用於治療中暑。

甘蔗生薑汁

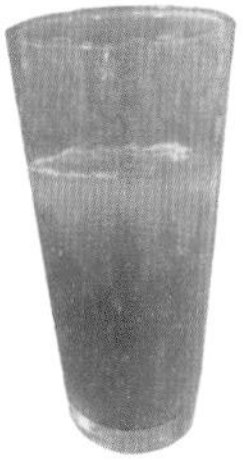

甘蔗汁

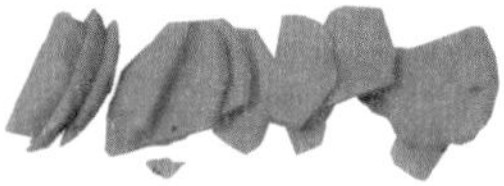

把薑切片

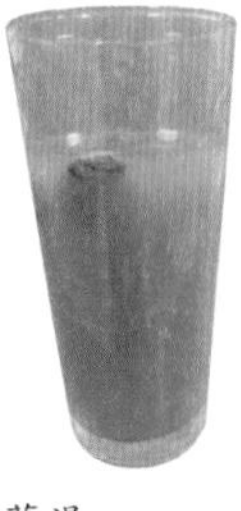

甘蔗汁薑湯

材料

甘蔗汁　三百毫升

老薑　　四片

作法

1 將老薑洗淨後，切成薄片。
2 將切好薑片放入三百毫升的甘蔗汁中，攪拌均勻。

效用

1 孕婦如有孕吐的情況，適量飲用甘蔗生薑汁，具有止吐、緩和噁心的功效。
2 促進消化吸收，減緩飲食過量所導致的胃酸逆流。
3 補充血糖。
4 止乾咳。因為甘蔗具有清潤肺胃、生津止渴功效，但咳嗽時痰多且色白而稀者則避免飲用。

甘蔗在中藥裡的功能有解熱止渴、生津潤燥、助脾健胃、利尿、滋養等功效。口乾舌燥，大、小便不順暢，反胃嘔吐，消化不良，發燒口渴時都可食用甘蔗。而且甘蔗的鐵含量是所有水果之冠，所以有「補血果」的美稱。

甘蔗依照不同顏色的外皮，也會有不同的食療功效。皮色青黃的青皮甘蔗能解熱，特別是解肺熱與腸胃熱，但是脾胃虛寒的人則不宜食用。皮色偏紫黑的甘蔗，性質則較溫和、滋補，能夠止咳、健胃，補充體力，只是，若喉嚨痛時則要避免食用。

甘蔗汁生飲時性甘寒，煮熱後性就會轉溫，具有益氣補脾、滋養保健的功效。

備註

①此處的甘蔗汁要加熱後飲用，不宜生飲。
②食用甘蔗、飲用甘蔗汁不宜過多，否則容易流鼻血。

中醫師的小提醒

①薑不要去皮。
②霉變的甘蔗不能食用，食用霉變的甘蔗易致中毒。
③脾胃虛寒，痰濕咳嗽者慎用。

桂圓薑湯

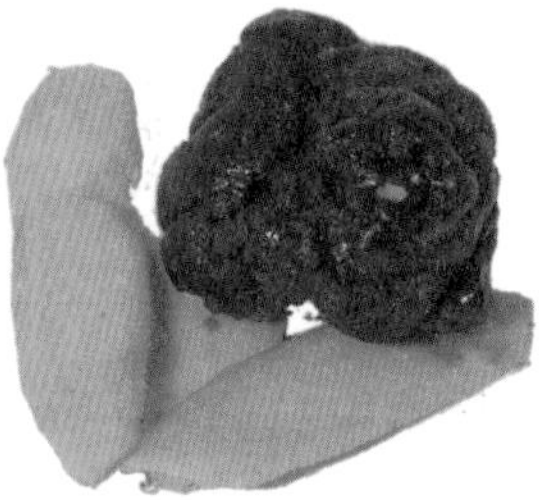

老薑與桂圓

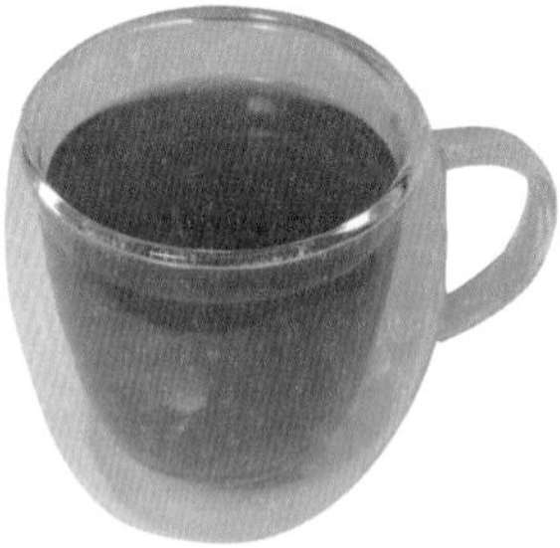

將老薑與桂圓加入杯中
沖入熱水即成桂圓薑湯

材料

龍眼乾　十五粒
生薑　　三片

作法

1 將龍眼乾、生薑片等材料加入約七百五十毫升的水中，用大火煮。
2 煮開後，改以小火煮十五分鐘即可。
＊或是直接將這些材料放入杯中沖入熱開水即可。

效用

1 緩和腹瀉的不適。
2 預防感冒。
3 溫暖子宮。
4 改善手腳冰冷。

桂圓，也就是俗稱的龍眼，既是水果，也是滋補的藥品。桂圓的性質溫和，是中醫裡頭常用的補血藥材之一，曬乾之後可以作為藥用，有益心脾、補氣血、安神等功效。對於氣血不足所導致的失眠、健忘、眩暈、驚悸、神經衰弱等症狀都很有效用，除此之外，桂圓也能促進血液循環，所以對於貧血或冬天怕冷的人來說也很有助益，而且也很適宜用來調補病後體力衰弱、腦力減退等。

要注意的是，雖然龍眼也能拿來做女性產後調補之用，但孕婦卻不適宜食用。因為女性懷孕後陰血偏虛會滋生內熱，食用桂圓會導致大便乾燥、口乾舌燥等肝經鬱熱的症候。因為桂圓性溫味甘，易生內熱，孕婦如果吃了，恐怕非但不能有效滋補，反而容易流產。此外像是身體健壯、舌苔厚膩、消化不良、食慾不振的人，也要盡量少吃。至於過敏患者，因體質偏寒，宜多吃溫熱食物，所以很適合食用性屬溫的桂圓。

中醫師的小提醒

①糖尿病及腫瘤患者禁食。
②心煩口苦，外感風熱者禁食。
③龍眼性溫，體質躁熱者不宜食用過多，或長期食用，以免滯氣上火。

紅棗茯苓薑粥

材料

紅棗　五粒
茯苓　十五公克
老薑　兩片
五穀米　半杯（約八十公克）

作法

將紅棗、茯苓、切片老薑放入鍋中加水一公升，放入電鍋內燉煮成粥。

效用

能治療腰痛。

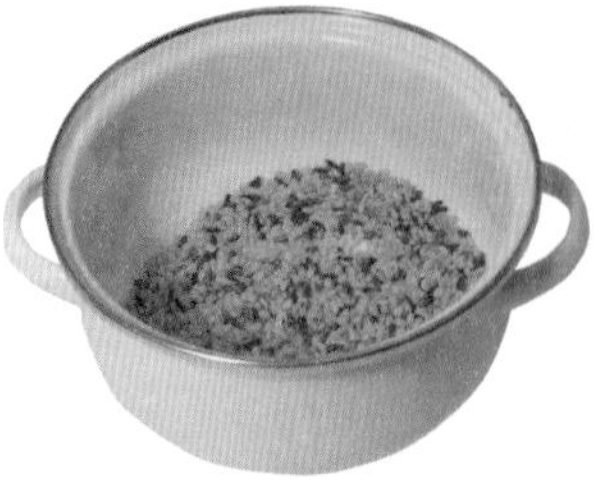

五穀米

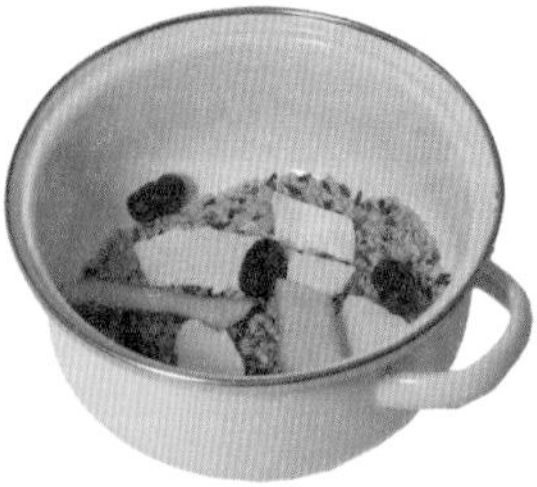

將紅棗、茯苓、薑等材料全放入鍋中

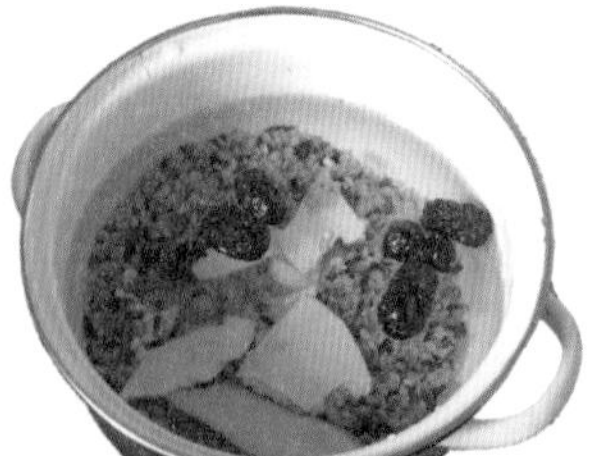

加入水後放入電鍋中燉煮

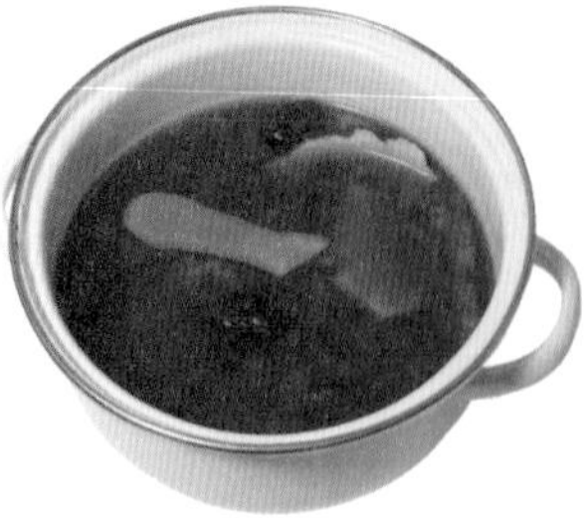

紅棗茯苓薑粥

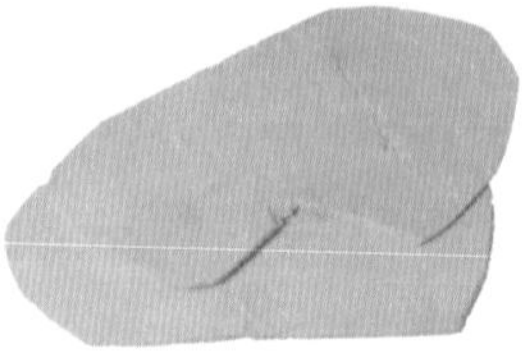

茯苓

茯苓被譽為「四時神藥」，有許多功效，不僅能磨粉、泡藥酒入藥，也很適合煮成藥膳入菜，一年四季都能使用。茯苓的功效廣泛，主要包括有：

一、利水滲濕、利尿，可以用來治療水腫、小便不順以及腳氣。

二、能寧心安神，有改善記憶力、鎮定心神的功效。

三、可以治療咳嗽，不論咳的痰是濃稠還是清稀都可以服用。

四、能保健脾胃，改善拉肚子的症狀。

五、能降血糖。

六、對遺精患者來說，也很有幫助。

雖然茯苓的功效相當廣泛，但是虛寒精滑、氣虛下陷的人，在使用上一定要注意，例如因為茯苓會利尿，所以若經常會跑廁所、尿很多的人，就要盡量少吃。另外，很會流汗的人吃茯苓，怕會損傷元氣，所以也要盡可能避免。

中醫師的小提醒

也可以將老薑換成乾薑（至中藥行購買），祛寒暖腎治腰痛的效果更好。

桂枝紅棗薑湯

材料

紅棗	八粒
切片老薑	五～六片
桂枝	六公克

作法

1 將紅棗、老薑、桂枝等材料洗淨放入鍋中，加入約七百五十毫升的水，以大火煮開。

2 將1煮滾後，改以小火熬三十分鐘，濾渣後即可飲用。

效用

1 舒緩皮膚搔癢，改善乾燥多屑。

2 促進血液循環，改善手腳冰冷。

3 祛風散寒。

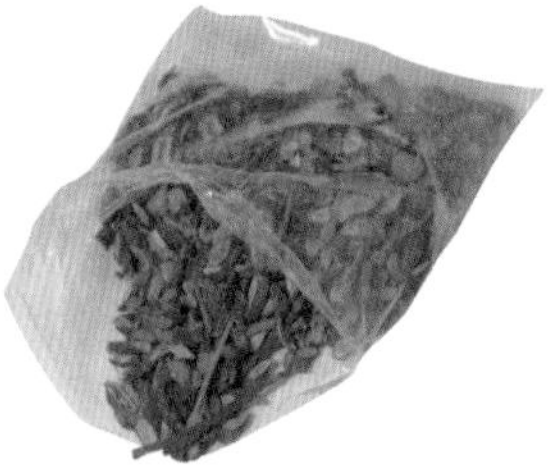

桂枝

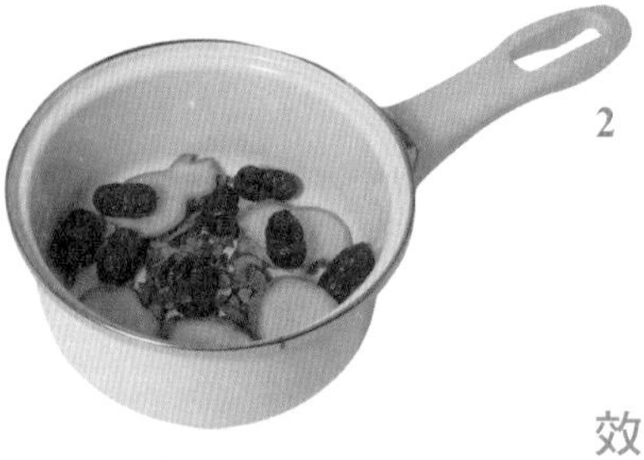

將桂枝紅棗、老薑放入鍋中加水煮

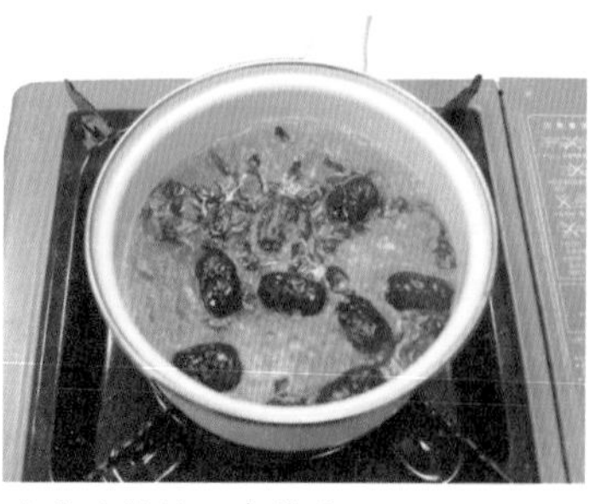

完成的桂枝紅棗薑湯

桂枝是種中藥材，在春夏採收後曬乾或陰乾，再切片生用。桂枝主要的效用有：

一、發散風寒，能刺激汗腺，使皮膚血管擴張，所以感冒時服用可用以發汗、解熱。

二、溫經散寒，除了可以應用在風寒所導致的肢體關節疼痛，也可用在因血虛寒所引起的生理期不順、閉經、生理痛等。

三、通陽化氣，消水腫、利尿。

四、有助於排除積在胃腸內的氣體。

五、抗菌、抗病毒。

六、改善心悸。

備註

①如果本身患有高血壓、胃炎、慢性病等，或是平常有吃抗凝血藥的人，最好要諮詢過中醫師後再行服用這類溫熱補品。若過於溫熱，恐怕會增加心血管疾病的風險。

②孕婦及月經過多的人要謹慎使用。

薑汁糙米湯

材料

糙米　　　半杯（約八十公克）
生薑汁　　五～十毫升

作法

1 將糙米洗淨後加入三碗水，放進電鍋蒸煮三十分鐘以上（外鍋要放四百五十毫升約三杯的水）。
2 用擦菜板把老薑磨成泥狀，再利用紗布（可用洗衣袋代替）絞出薑汁，放置一旁備用。
3 煮好後，濾出熱的糙米湯，加入薑汁五～十毫升，調勻後即可飲用。糙米粒則可加入三餐的飯中食用。

效用

1 對於有嘔吐或害喜的人，有止吐的效果。
2 保健脾胃。

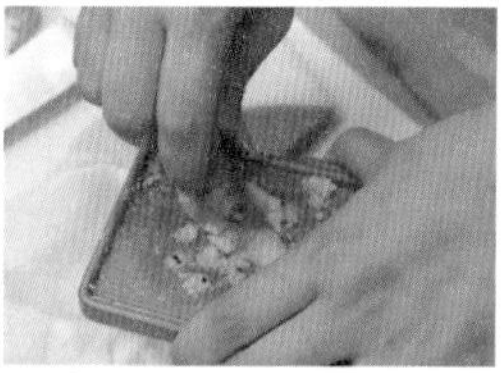
把薑磨成泥

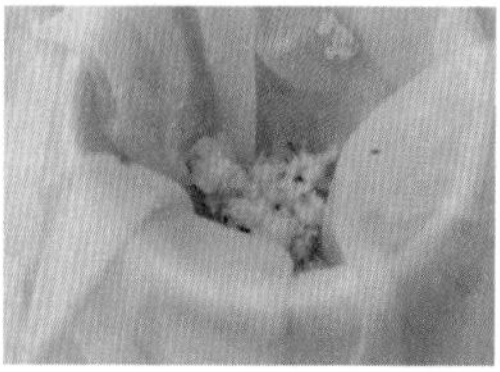
將薑泥置入洗衣袋中絞出汁

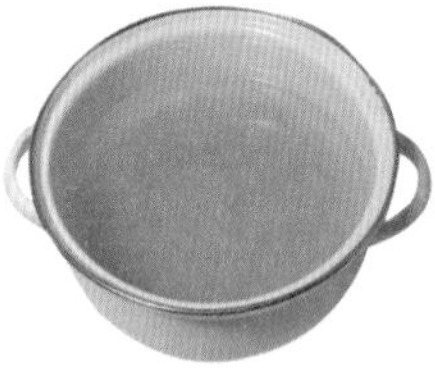
煮好的糙米水

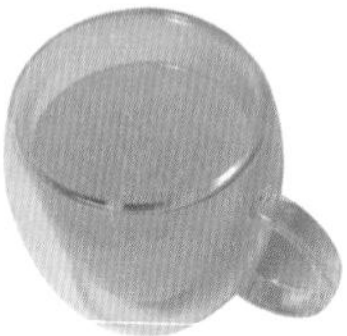
把糙米水、薑汁一同倒入杯中，即成薑汁糙米湯

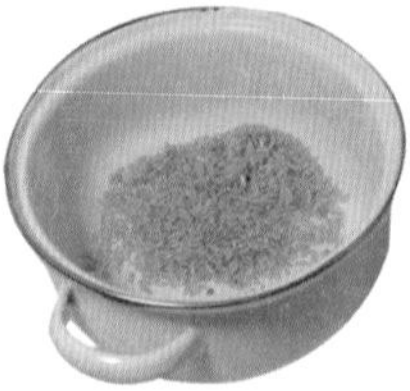
糙米

糙米是稻米脫殼後的米，有粗糙的外層（包含皮層、糊粉層和胚芽），顏色也比白米深，磨去糙米的外層後就可以製成白米。糙米保存了稻米完整的營養，比起白米，有更多的脂質、纖維及維生素B_1等，有助於提高代謝。雖然蛋白質的含量沒有很多，但質量較好。

糙米有許多功效，像是調節內分泌異常、治療貧血、淨化血液、促進血液循環、提高人體免疫功能、預防心血管疾病等。加上糙米的膳食纖維含量比較高，可以增加飽足感、促進腸道蠕動、改善便秘，所以可當作健康食品食用。

糙米介於寒涼與溫熱性質之間，屬於平性食物，除了一般人都可以吃，對於肥胖、胃腸功能有障礙、貧血、便秘的人來說，效用更佳。

此外，糙米上的米糠纖維能有效的幫助排泄出類戴奧辛物質，所以也被用來作為治療米糠油中毒*的有效療法之一。

備註

由於米糠部分比白米更容易殘留有農藥，所以在選用時建議使用無農藥或少農藥的。

*註：米糠油中毒，又稱為多氯聯苯中毒，是因食用了被多氯聯苯（PCB, Polychlorinated biphenyl）汙染的米糠油而中毒。

蒲公英薑茶

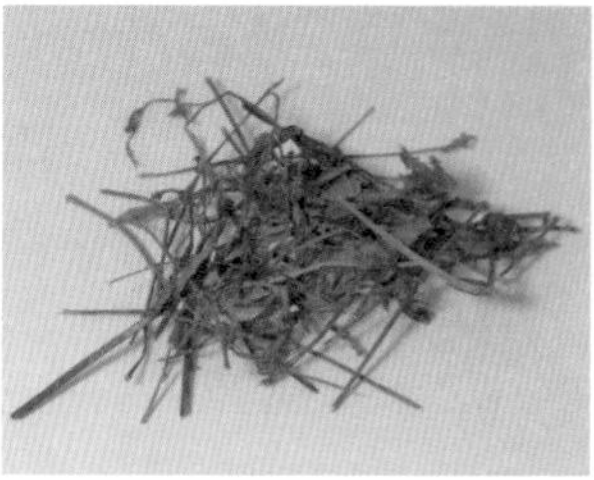
蒲公英

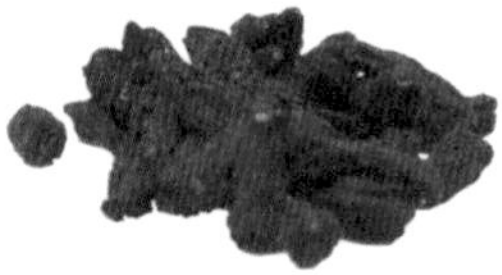
枸杞

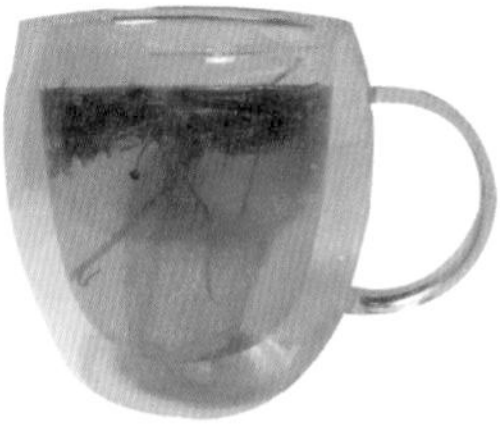
將蒲公英、紅棗、枸杞
放入杯中沖泡成茶

材料

薑	兩片
蒲公英	五公克
枸杞	六粒
黑糖	適量

作法

將薑、蒲公英、枸杞放入杯內，以八十五度熱水浸泡十分鐘後加入黑糖，攪拌後即可飲用。

效用

祛寒暖胃，利尿消水腫。

蒲公英含天然維他命A、B、C、D，以及鐵、鈣和鉀，可以作為食物或草藥之用，能散熱解毒、消腫散結，有利於去水腫，排毒通便、降血壓、降低血清膽固醇和尿酸的含量，改善手腳冰冷、腎臟、胰臟、脾臟、胃的功能；減輕更年期症狀、貧血、便秘、風濕痛、生理痛等不適，也有助於預防乳癌及老人斑。

蒲公英全身上下都是寶，依據不同的部位，效用也各有不同。葉子中所含有的成分有抑制C型肺炎病毒的效果，也能緩解皮膚炎和溼疹的症狀；而根莖則有健胃、利尿、催乳（因含有鐵、鉀等礦物質）、消炎等效果；花朵含有豐富的蛋白質、脂肪等營養元素，煎成藥後可用以去斑。

枸杞含有十多種微量元素，尤以鋅、鐵、銅等為多，根據實驗證明，具有提高免疫力、增強抵抗力的作用，長期服用枸杞能清肝明目，潤肺止咳，補血安神。在藥理上的效用有降低血壓、血糖、改善脂肪肝、抗腫瘤、延緩衰老等作用。

中醫師的小提醒

陽虛外寒*，脾胃虛弱者慎用。

*註：因陽氣虛，不能溫暖體表，以致容易怕冷。

黑糖薑湯

材料

老薑　一塊
黑糖　一大匙（可依個人口味做調整）

作法

1 將老薑刷洗乾淨，不用去皮，切成小塊後用力拍裂。
2 把老薑放入鍋中，加入黑糖與一公升的水，用小火煮五分鐘。
3 濾掉老薑，趁熱飲用。

效用

1 補氣養血，活血化瘀。
2 促進血液循環，改善手腳冰冷。
3 改善神經衰弱。
4 調理月事、舒緩經痛

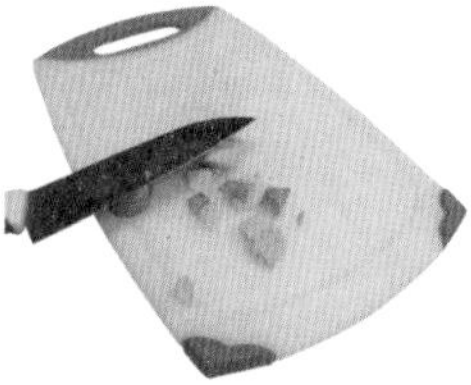

把薑切小塊後拍碎

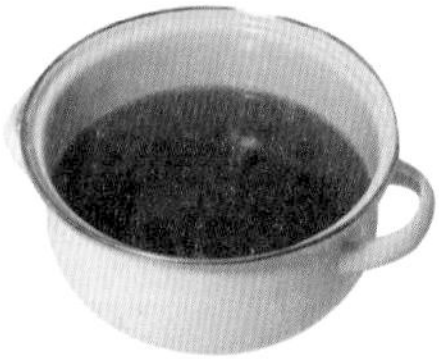

將黑糖、老薑加水放入鍋中

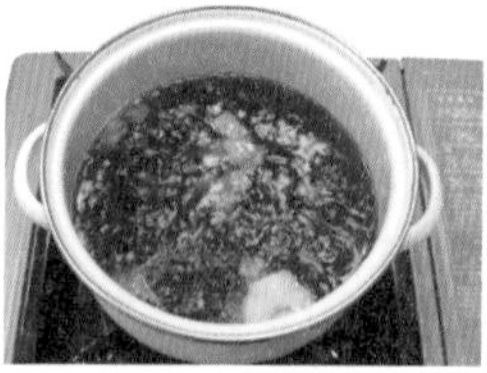

加熱煮沸

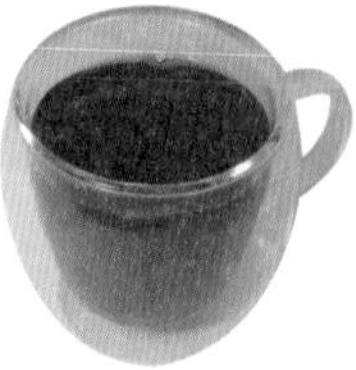

完成的黑糖薑湯

黑糖（又稱紅糖）是未經精練的粗糖，保留有較多的維生素、礦物質。黑糖的原料是甘蔗，含百分之九十五的蔗糖。

中醫認為，黑糖有補中益氣、強健脾胃、排毒美容、促進血液循環、祛風散寒的功效，所以特別適合產婦、兒童以及貧血的人食用。除了能幫助女性調理月事，對產婦也有極大的幫助。產婦在生產過程中會流失大量血氣，於產後七～十天可飲用黑糖水來養氣補血，幫助恢復體力。加上黑糖屬溫補且含有的葡萄糖釋放能量快、吸收利用率高，可以快速補充體力，所以像是營養不良、食慾不振、中氣不足的孩童以及年老體弱、大病初癒的人都可適量飲用。

黑糖在日本非常受歡迎，這是因為黑糖除了有養生功效，其中所含的「糖蜜」有很強的解毒功效，能從真皮層中導出過量的黑色素，然後經由淋巴等組織排出體外。至於其他的胡蘿蔔素、核黃素、煙酸、氨基酸、葡萄糖等成分，也對細胞具有強效的抗氧化、修護作用，達到徹底預防黑色素、持續美白的效果。

一般說來，飲用黑糖水比直接吃黑糖更好吸收其中的營養成分，但患有糖尿病的病人並不適合長期飲用黑糖水。

除了內服，黑糖水還可用於外敷，像是秋冬季節，皮膚因寒冷乾燥而搔癢時，就可用黑糖水擦拭、清潔，可有效滋潤肌膚、減輕乾癢。

備註

①患有糖尿病、痛風、尿毒症、腎臟癌、尿蛋白與尿素氮異常、尿毒症、腎功能不全以及洗腎的患者不宜食用。

②黑糖薑湯雖能祛寒發汗，但感冒時，若出現有發燒、喉嚨痛、膿痰等症狀就要避免食用。

蔥薑湯

材料

老薑　兩片
蔥　十公克

作法

1 洗淨蔥與老薑。
2 將蔥切成細碎片，放入杯裡。
3 用擦菜板把老薑磨成泥狀，再利用紗布絞出薑汁。
4 約五毫升的薑汁倒入2的茶杯裡。
5 倒入半杯熱開水。

效用

1 治腹痛、止吐瀉。
2 對寒性體質者的感冒（沒有發高燒，但是有流清鼻水、打噴嚏、頭痛怕冷、肌肉酸痛以及胃部感到不舒服等症狀）最有效。
3 發汗止咳。
4 散寒活血。
5 暖胃健脾。

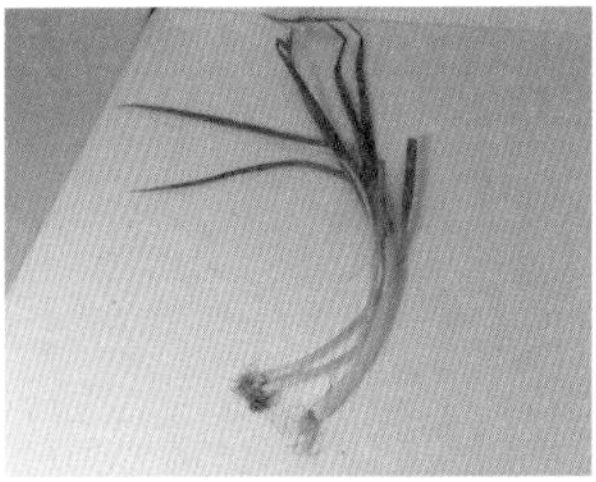

蔥

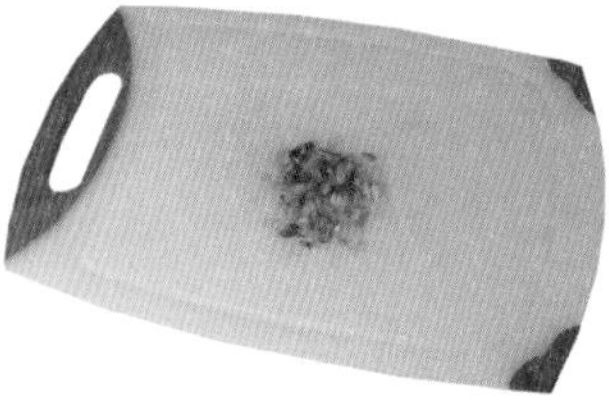

將蔥切成蔥末

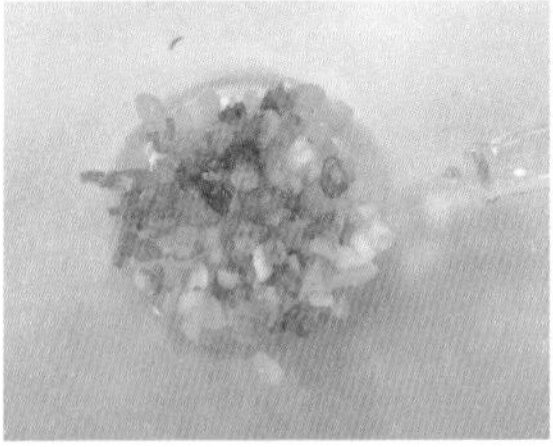

將蔥末放入杯中

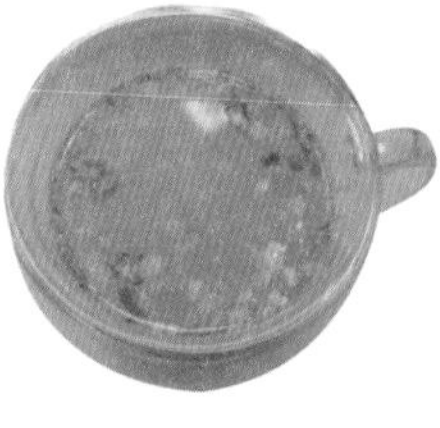

倒入薑汁及熱水即完成蔥薑茶

蔥所含的硫化物（二烯丙基硫醚）能夠擴張血管，促進血液循環，並且能夠溫熱身體。所以在中醫裡認為，蔥性屬溫，有散寒健胃、去痰、殺菌、發汗、通乳止血、定痛療傷的功效，可用來治療痢疾、腹痛、關節炎、便秘等。

從蔥裡頭提煉出來的蔥素對心血管硬化有很好的療效，也能降低血脂。同時蔥也有很強的殺菌抑菌作用，不僅可以預防腸道傳染疾病、抑制痢疾桿菌以及皮膚真菌，也可以抑制癌細胞的生長，有一定的防癌作用。

蔥除了有上述藥理效果，也常被當作調味料使用入菜。除了其獨特的味道能增添菜餚美味，由於其香辣素中含有刺激消化液分泌的作用，所以能夠健脾開胃、增進食慾。

中醫師的小提醒

①蔥薑湯會造成發汗，汗多及有狐臭者不宜食用。
②蔥中所含大蒜具揮發性，不宜久煮。
③蔥不宜與蜂蜜同食，會造成下痢。故此湯不可再加蜂蜜調味。

葛根薑茶

材料

生薑　二～三片
葛根　二～三塊
桂枝　三公克
紅棗　六～八顆

作法

1 洗淨葛根、生薑、桂枝、紅棗並放入鍋中。
2 在鍋中加入六百毫升的水，煮沸後即可飲用。

效用

1 促進血液循環。
2 舒緩肩頸酸痛。

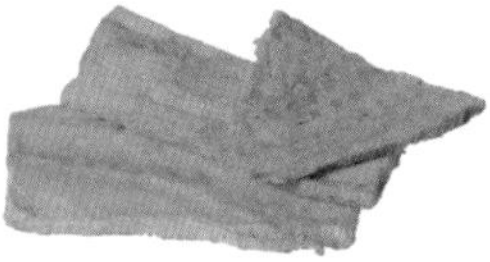

葛根

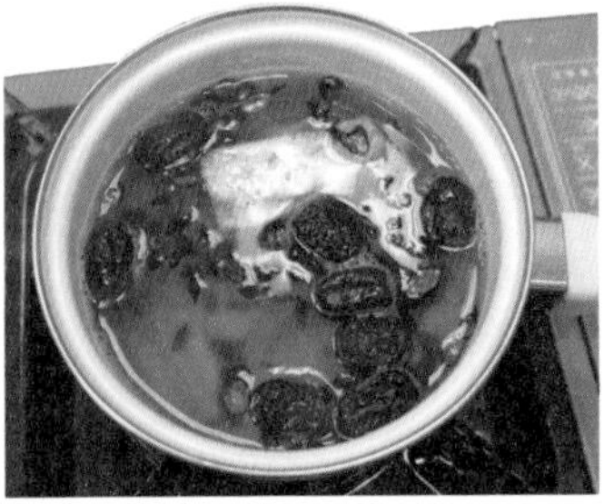

將所有材料加水放入鍋中煮沸

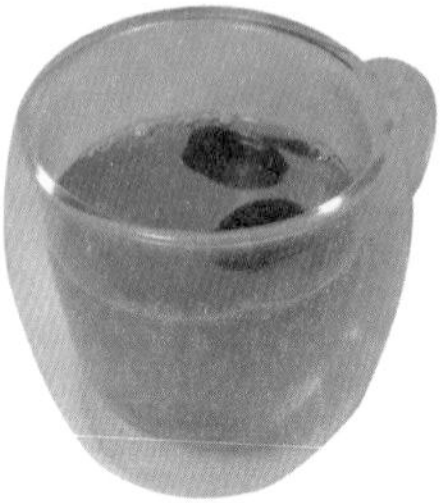

完成的葛根薑茶

葛根是葛的根部乾燥後而成，是種生藥，可用來作成葛根湯，有發汗、鎮痛的效用，可用來治療感冒以及消化不良。

葛根具有改善腦部血液循環的功效，能有效解緩高血壓所引起的頭痛、眩暈、耳鳴以及腰酸腿痛等症狀。

葛根除了可以入藥，也可以作成美味的菜餚，是日常很好用的保健食品。常吃葛根有以下幾項好處：降三高（高血壓、高血糖、高血脂）、改善失眠、舒緩肩頸僵硬、減輕頭痛、加強肝臟解毒功能、保護大腦與心臟、增強免疫力、促進消化、調節內分泌、抗氧化等。雖然吃葛根有很多益處，但胃寒的人要少吃。

中醫師的小提醒

適合常待冷氣房，不易流汗，吹冷風頭痛、肩頸僵硬者。若體虛，夏天容易出汗者不宜食用。

味噌醃薑

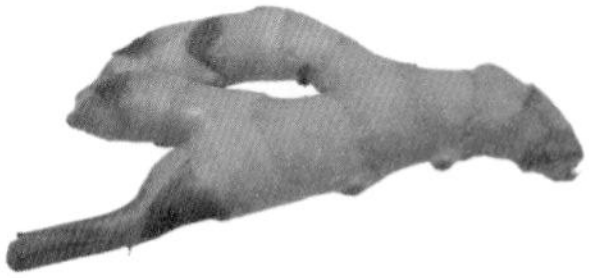

嫩薑

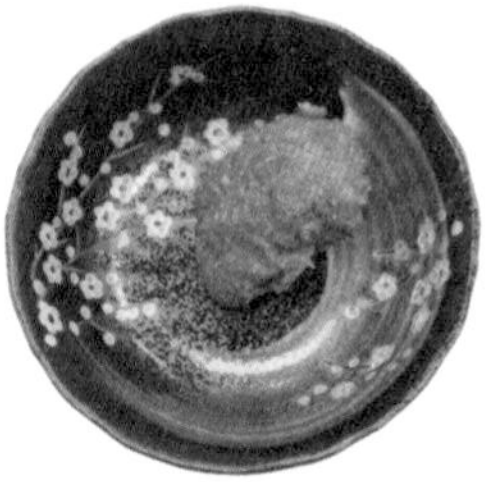

味噌

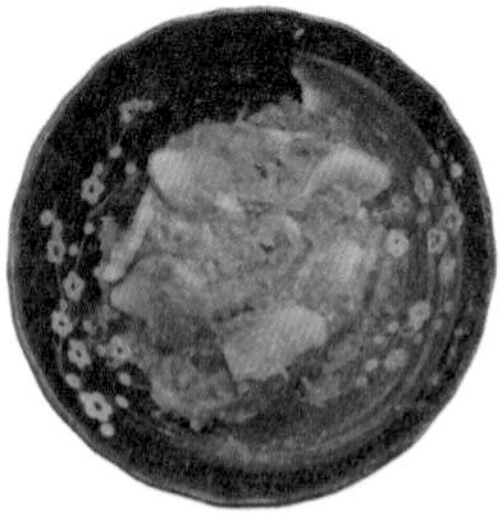

將嫩薑切片，拌入味噌中即完成

材料

嫩薑	一個
味噌（無添加物）	適量

作法

1 用清水洗淨嫩薑，去掉髒汙，挖掉腐爛處。
2 連皮（也可以去皮）把薑切成約一公分的厚度（也可以剁成一小段一小段）。
3 加入嫩薑重量約五分之一左右的味噌。
4 用筷子拌勻即可食用。

效用

1 提高抗氧化力，防止血液中膽固醇氧化，使血液變得潔淨，防止動脈硬化。
2 促進血液流通，改善手腳冰冷、祛寒。
3 減緩關節痛。
4 改善過敏體質。
5 增加腸內乳酸菌，讓排便通暢。

味噌又名「麵醬」或「麵豉醬」，是日本常用的調味料之一。用味噌來醃薑能減輕薑的辛辣味，吃起來更美味。而且因為味噌具有抗氧化的作用，又是一種發酵食品，和薑配在一起，抗氧化力與整腸作用都會倍增（薑也有抗氧化的能力，且薑所含豐富的食物纖維也能改善腸內環境與便秘）。

味噌中所含有的大豆異黃酮可以防止體內細胞被自由基傷害，有抑制癌細胞以及防止血中脂肪氧化的作用，還可以使血液保持微鹼性，有中和血液中過量酸性物質的作用，多吃能有益健康。

同時，味噌也是一種利用大豆與麴製成的發酵食品，多吃能增加腸內益菌，使排便順暢。腸內環境若變好，就能預防大腸癌的發生，而且皮膚狀況也會變好。

雖然大豆含有使皮膚發炎的過敏原——蛋白質，但因味噌已經過了發酵，蛋白質已被分解成胺基酸，很容易被人體吸收，所以就算有過敏症的人吃了，也不用擔心會出現過敏反應。

一九九年，廣島大學放射線醫科學研究所教授伊藤明弘利用老鼠來進行動物實驗，結果顯示，味噌能有效防治輻射。因此有接受過放射線治療的病人或是在環境汙染嚴重的區域中居住、工作的人，都可以多多食用味噌。

備註

①一天吃約二十公克的味噌薑就已足夠一天所需，所以不需要吃太多。可分次吃。

②有腎臟病或糖尿病而正在接受飲食治療的人或是有痔瘡的患者，可與醫生商量後再決定是否食用。

③味噌薑所使用的薑並不限嫩薑，也可用老薑，兩者各有優缺點。嫩薑水分較多，口感溼潤；老薑纖維多、水分少，辣味較強烈。讀者可依個人喜好來揀擇。

④高血壓患者在食用時，要注意鹽分的攝取，或可在吃味噌薑時喝水。

中醫師的小提醒

①味噌不要加熱處理，因為加熱後的味噌，對身體有效的微生物都已不存在，所以使用生味噌較佳。

②食用味噌，要注意控制鹽分。

醋薑

材料

嫩薑　　三百公克
醋　　　適量
（水果醋、米醋皆可，最好能選用
米醋，但千萬不要使用合成醋）
砂糖　　三～四大匙（蜂蜜也可以）
鹽　　　一小匙
水　　　一百五十毫升

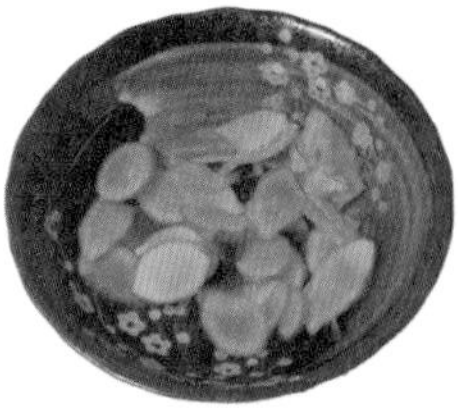
把薑切片泡入水中

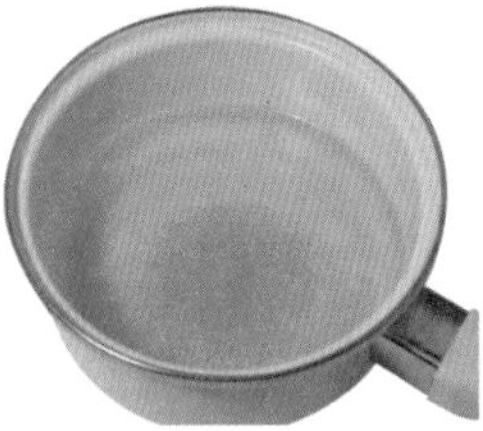
將醋、水、砂糖、鹽放入鍋中攪拌

作法

1 將嫩薑洗淨（去不去皮都可以，但因為薑的營養成分都集中在接近外皮的部分，所以建議最好不要去皮），沿嫩薑纖維切片，盡量切薄一點。
2 切好薑後，放入水中浸泡十分鐘。
3 把醋、水、砂糖、鹽放進鍋裡，攪拌到完全溶解後再打開爐火，用小火煮到沸騰後熄火。
4 取出浸在水中的薑片，瀝乾水分後放入碗中或密閉容器中。
5 等3完全冷卻後，將之倒入4中後就大公告成了。

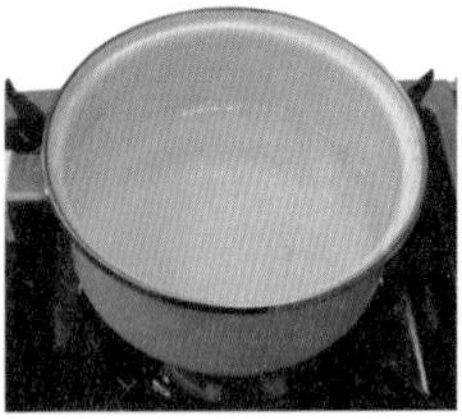
將攪拌好的醬汁煮沸

功效

1 保護腸胃、治胃寒，促進消化。
2 促進血液循環，降血脂。
3 治感冒，增加抵抗力。
4 輔助治療關節炎。

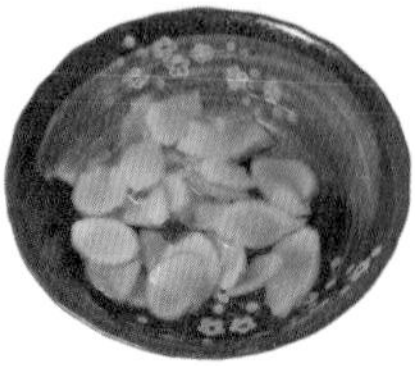
把汁淋上薑片即完成醋薑

醋是烹飪中常用的一種調味料，但也能入藥。在《本草綱目》中就記載到醋的特質是：「味酸苦，性溫和，無毒」，功效是「消腫塊、散水氣、殺邪毒」，可以用來治療「腸胃消化不良、各種腫瘤癥塊、婦女生理病及一切魚肉的菜毒」等。

醋的功能很廣，有藥理療效、營養功效、美容效果等。在飲食中加入醋一起食用，就能有效抑制血糖上升；食醋還能提高腸胃道的殺菌作用，可以有效防止痢疾、腸炎、食物中毒等疾病的發生。

醋的成分可以促進醣的代謝，分解體內乳酸、醋酸等疲勞物質，進而恢復體力並降低尿糖含量。總之，醋是一種能使身體變成鹼性的強鹼食品，所以非常有助於維護身體的健康。

薑的刺激性很強，胃弱的人若單獨食用薑，恐怕會對胃造成傷害，但只要使用醋來醃漬薑，就能在不損及薑本身的藥效下，減緩薑的刺激，引出薑的藥效，保護胃不受到傷害。

備註

①製成的醋薑放入冰箱的冷藏室中可以保存約半年左右
②醋薑的食用量，一天二十～四十公克即可。
③醋薑的液體也可飲用，飲用時可多加些水。
④不論是老薑、嫩薑都能拿來製作醋薑，但老薑所含的食物纖維較多，口感沒有嫩薑好，而且也太辣，所以建議使用嫩薑。

中醫師的小提醒

①醋不耐久煮，煮太久會使其酸味減弱。
②胃酸過多及胃潰瘍者不宜食醋，恐加重症狀。
③正服用抗生素，或治外感解表中藥*的人，不宜食醋。

*註：指主要用來治療惡寒、發熱、頭痛、身痛、無汗、流汗不順暢等外感表證的中藥。

紫蘇葉薑湯

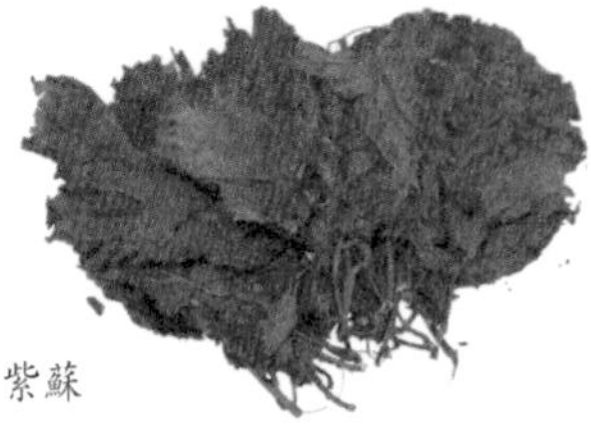
紫蘇

材料

生薑　兩片
紫蘇　約兩～三葉

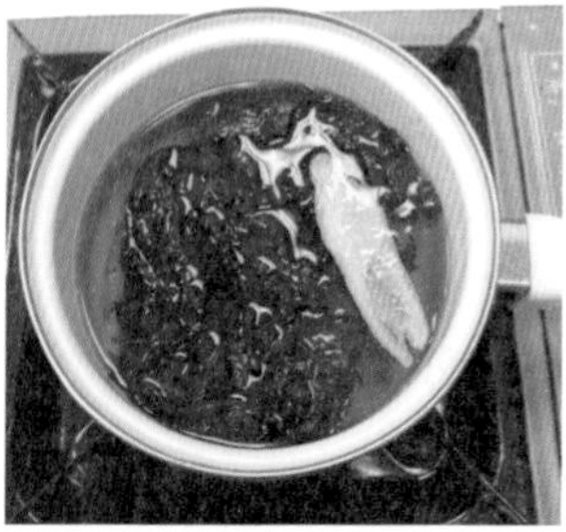
將紫蘇與薑片一同放入鍋中煮

作法

將生薑與紫蘇放入七百毫升的滾水中煮約五分鐘。

功效

1 祛寒預防感冒。
2 改善失眠。
3 安定神經過敏。

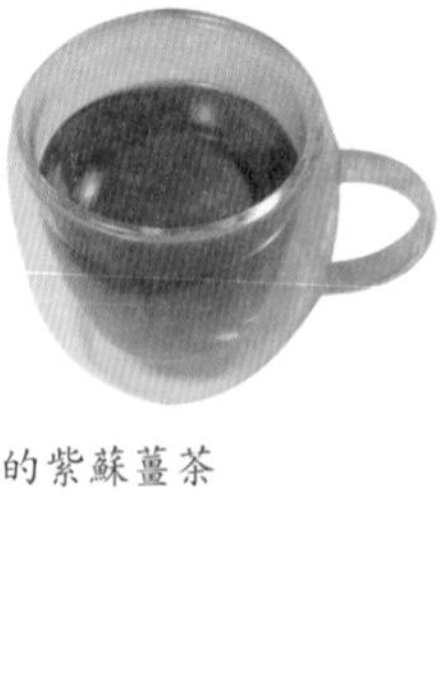
完成的紫蘇薑茶

在中醫裡頭，紫蘇的莖、葉跟種子都可以入藥。這裡我們所要使用的是紫蘇葉，它具有解表散寒、理氣（改善行氣停滯的狀態）、安定精神與健胃的功效。

寒性體質的人比較容易有失眠及神經過敏的症狀，而紫蘇含有一種鎮靜作用的成分，服用紫蘇能幫助治好失眠以及神經過敏。

備註

由於紫蘇不適宜煮太久，所以在水滾後再放入紫蘇與薑片即可。

中醫師的小提醒

①可用於感冒風寒，發熱惡寒，頭痛鼻塞，兼見咳嗽或胸悶不舒者。本品能發散表寒，開宣肺氣。但溫病及氣弱表虛者忌服。
②紫蘇能解魚蟹毒，本品可用於進食魚蟹而引起的腹痛、吐瀉。
③本品不宜久服，尤其是體虛易出汗的人。

陳皮生薑茶

材料

陳皮　五公克
老薑　五公克
黑糖　少許

作法

1 將老薑切成細碎片後與陳皮一起放入鍋中。
2 在鍋中加入約兩百毫升的水及黑糖。
3 用小火熬煮，直到水剩一半。

功效

1 止咳化痰，預防感冒，治療支氣管炎。
2 整腸健胃，促進消化。
3 解渴消暑。
4 溫肺散寒、溫脾燥濕。

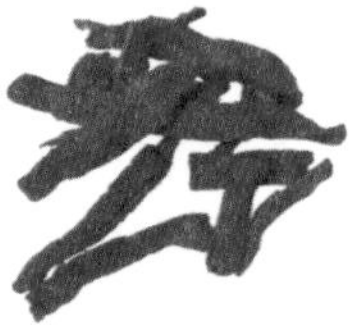

陳皮

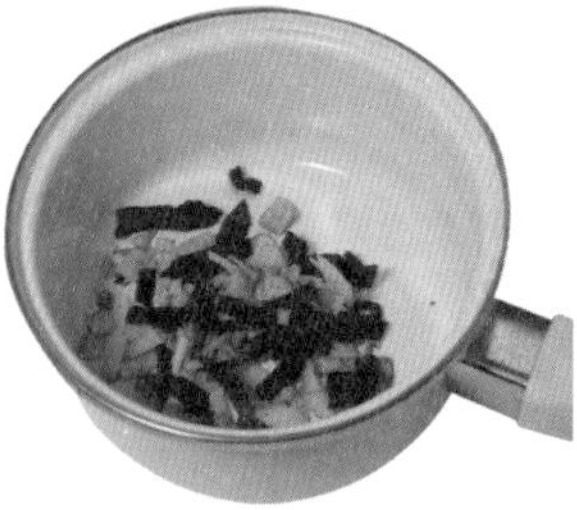

把陳皮與薑茶加水放入鍋中

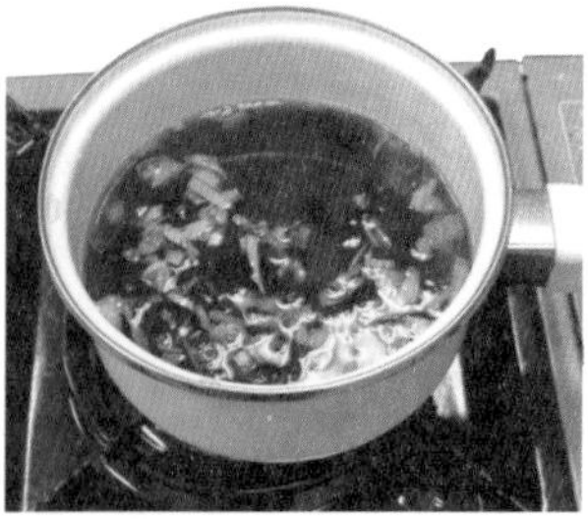

用小火煮沸

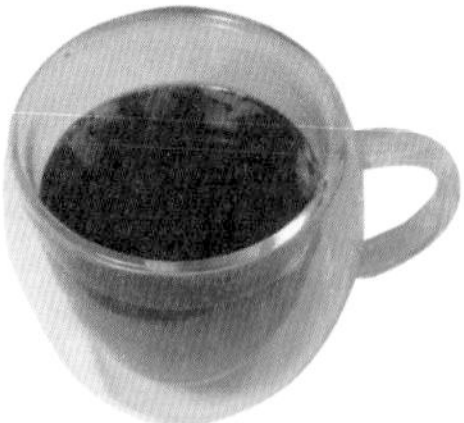

完成的陳皮薑茶

陳皮是我們在日常中常會用到的中藥，是採集秋冬兩季的橘皮曬製而成，所謂的「陳」就是久放的意思，所以陳皮愈放久，藥效愈好。

陳皮不只可以入菜、當成零食，也能入藥，有理氣健脾、燥濕化痰、解膩留香、降逆止嘔的功效。

由於陳皮能夠溫熱身體，促進發汗，所以在鎮咳消痰上也很有成效。其他具體功用還有：促進消化液分泌、排除腸內積氣、健胃等。但是要注意的一點是，陳皮性溫，止咳時比較適用於因風寒而引起的濕咳（濕咳多是因寒風、低溫、吹冷氣受涼而影響到呼吸道所導致的咳嗽，痰的顏色稀白，成泡沫狀，還會伴隨有頭痛、鼻塞、流清涕、怕冷、無汗等症狀。而且晚上會咳得比白天嚴重）。

中醫師的小提醒

本品適合胃寒的人使用，若胃火大、胃發炎者，不宜使用。

梅子生薑湯

材料

酸梅乾　　　一個
生薑　　　　一塊

作法

1 剝下梅乾的果肉後用刀切碎。
2 將生薑磨成泥，用紗布包住薑泥，絞出兩～三滴汁，放入2中，加入約一百毫升的熱開水，充分攪拌均勻。

功效

對感冒、腹痛、食物中毒、消化不良、便秘、胃腸虛弱、生理痛、畏寒等都很有效。

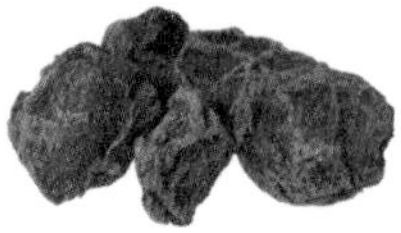

酸梅

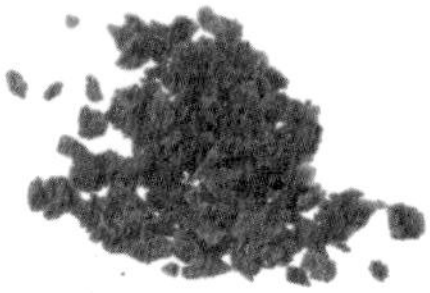

將酸梅切碎

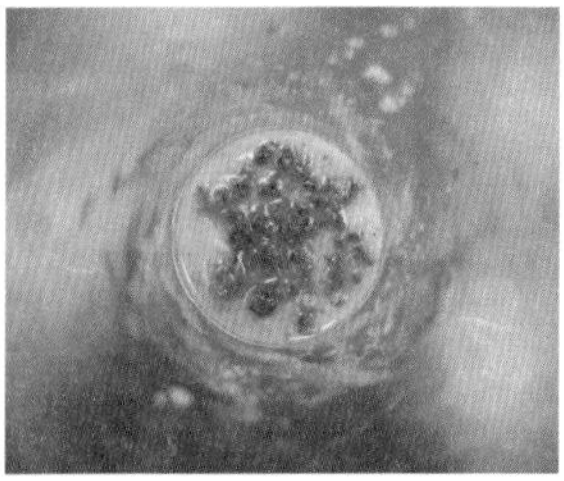

將碎梅乾、薑汁加入杯中

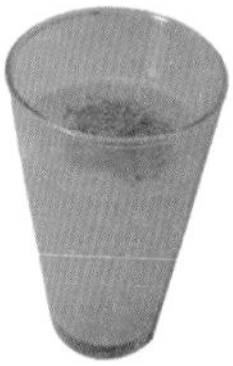

沖入熱水後即完成梅子生薑湯

梅子是梅的果實，雖然吃起來味酸，但因富含蘋果酸、酒石酸、檸檬酸等有機酸，所以是一種強力的鹼性食品，能改善酸性體質，使血液成為微鹼性。

梅子含有多量的礦物質（如鉀、鈣、鎂、鐵等）、有機酸、胺基酸等，能促進人體新陳代謝。近年來更發現梅子具有增進食慾、改善體質、防止食物腐敗、殺菌解毒、消除疲勞、改善腸胃等功能，可說是一種極有價值的健康食品。

梅子裡頭所含豐富的胺基酸及抗氧化成分，能防護人體免受環境中有毒物質（自由基）的侵害並排除體內的不良毒素。尤其現在的環境汙染嚴重，日常飲食中又常會吃到參有防腐劑、農藥、抗生素等的危險食品，為負責解毒、排毒的肝臟、腎臟增加了許多負擔。而梅子中富含有能促進新陳代謝的多種維生素、礦物質，所以常吃梅子就能有效強肝解毒、增強體力與免疫力。

此外，梅子含有的有機酸有殺菌、抗菌的作用，能夠消滅腸道裡的有害細菌，發揮出強大的整腸功能。

雖然梅子的效用很多，但要注意，食用過多酸澀的梅子可能會損傷牙齒，而且有胃及十二指腸潰瘍、腎炎、痲疹、生理痛的人不適宜食用。至於未成熟的梅子內則含有杏仁甘，具有毒性，所以也不宜生吃。

（備註）

每天飲用兩～三次即可。

蓮藕薑茶

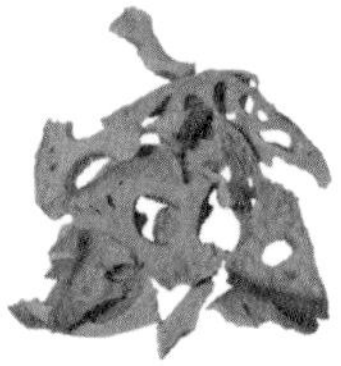

蓮藕

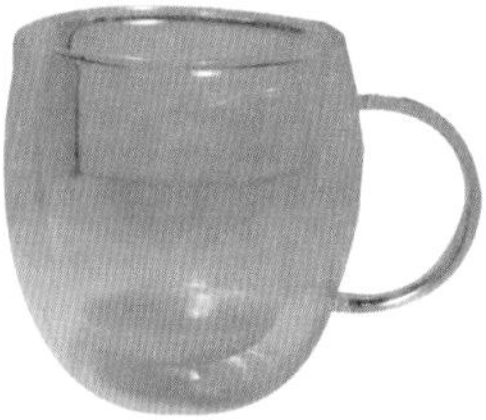

薑汁

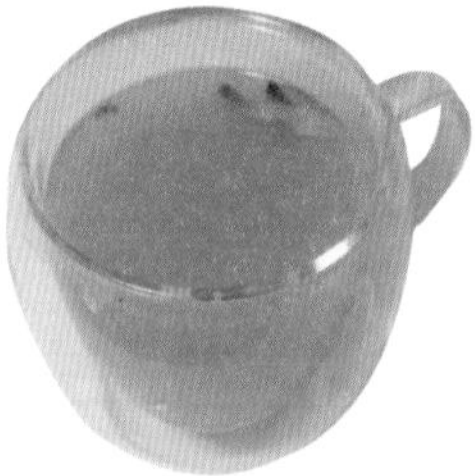

將蓮藕放入倒有薑汁的杯中沖入熱水，即完成

材料

蓮藕　三～五公克
生薑　兩～三片
黑糖　適量（可加可不加）

作法

1 削去生薑的外皮後用擦菜板磨成泥。
2 用砂布將磨成泥狀的生薑絞出汁倒入杯中。
3 加入蓮藕與黑糖，並沖入一百毫升的熱開水

※也可使用生鮮蓮藕。將生鮮蓮藕去皮，用擦菜板磨成泥後絞出汁，連同黑糖、生薑汁與熱開水一起倒入杯中即可。

功效

1 促進新陳代謝，穩定免疫系統。
2 有效治癒初期感冒。
3 對喉嚨痛、沙啞、扁桃腺發炎皆有效。

蓮藕為多年生的水生蔬菜，是蓮的地下莖，營養豐富，用途很廣，既可生食，又可熟食；既能入菜，也能入藥，所以在《本草綱目》中被稱為靈根。

蓮藕含有豐富的鐵質，在根莖類食物中是含鐵量最高的，能補血，對缺鐵性貧血很有幫助。蓮藕也含有大量的維生素C及纖維，有助減緩便秘，而其所含的維生素K則對吐血、尿血、便血者能發揮止血功能。

蓮藕可生吃也可熟食，生的蓮藕性寒，能生津解渴、清熱解煩、止血消瘀，適合容易口乾舌燥，火氣大的人吃。但是脾胃虛寒、容易腹瀉、胃口不好的人，以及女性在生理期間都要避免吃生藕，因其性寒，恐會加重不適。但煮熟的蓮藕則會從寒性轉溫，對五臟有益，能健脾養胃、補氣養血、化痰止瀉，適合腸胃虛弱、消化不良的人食用。

因為蓮藕屬澱粉類，患有糖尿病的人不宜多吃，以免造成血糖不穩定。至於有消化道潰瘍、容易脹氣和患有大腸激躁症的人也不能吃多，因為蓮藕的纖維較多，容易促進腸道蠕動。

中醫師的小提醒

脾胃虛寒，消化功能低下者慎用。

薑糖

材料

薑	兩百克 （若是要做薑母糖就用老薑，一般則用生薑即可）
黑糖	約七十克
二砂	約一百克
麥芽糖	約六十克
油	適量

作法

1 把薑刷洗乾淨，不要去皮，拍碎再切成小塊。或切成小塊後放入料理機中打碎（不要加水）。

2 把油加入鍋中稍微加熱後放入打好的碎薑粒用中小火乾炒。把薑炒乾，約需二十～四十分。

3 薑炒乾把糖、麥芽糖都加下去攪拌。

4 攪拌至糖融化後會出現很多水分，此時火可以開大一點，等收汁後就改小火。

5 等糖漿呈流沙狀後就撈起糖漿移到放防黏紙（或烘焙紙）的烤盤上，再蓋一張防黏紙。

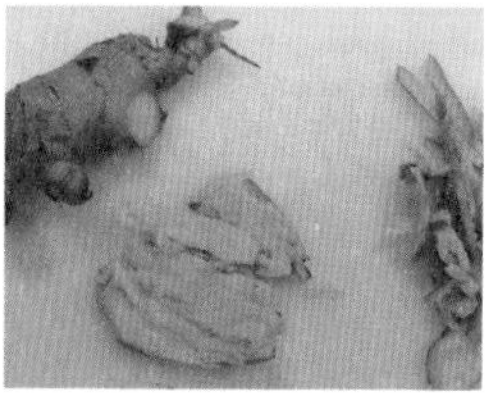

把薑拍碎

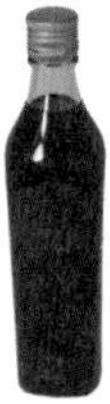

芝麻油

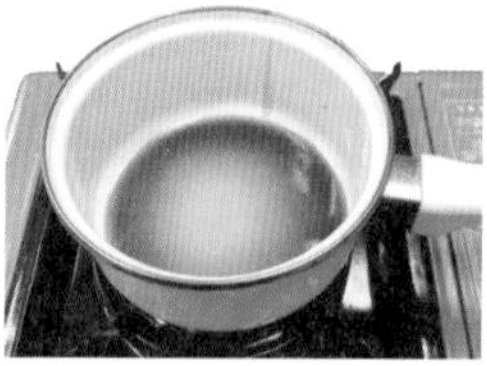

將芝麻油預熱

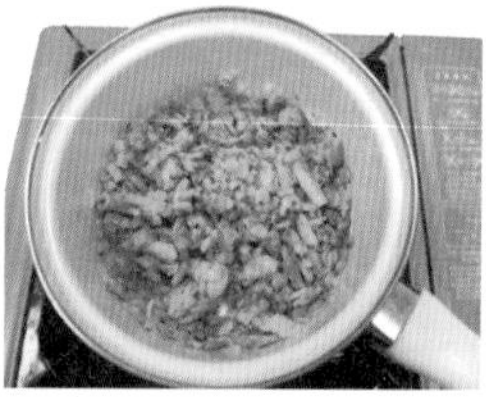

把薑放進去炒

6 等薑糖漿稍涼變硬後就可以撕開紙。
7 做好的薑糖等完全冷卻後可裝入瓶罐中保存。

功效

1 去溼祛寒，預防感冒。
2 減輕關節疼痛。
3 促進消化，改善胃腸脹氣。
4 緩解暈車、船、機的不適。
5 改善口乾舌燥時嘴中的苦澀味。

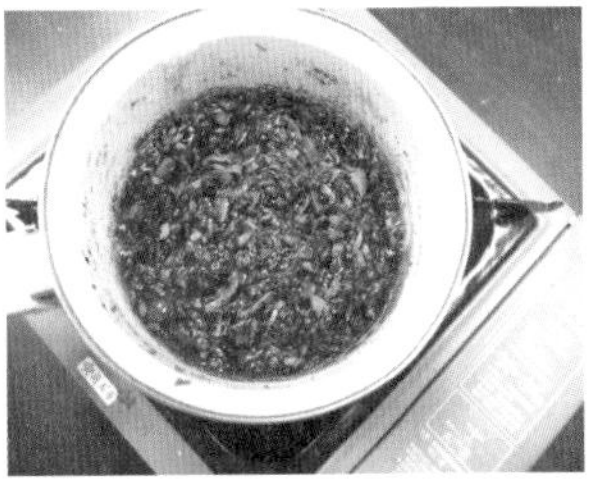

把薑糖炒到收汁

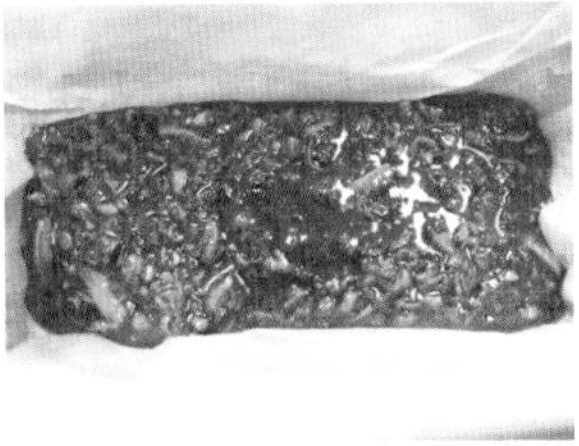

把薑糖倒出等放涼

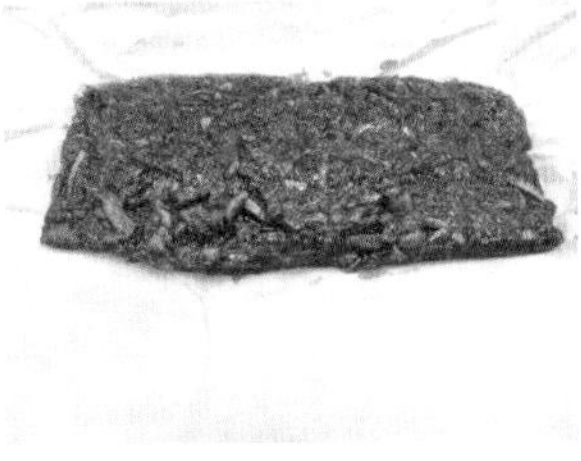

完成的薑糖

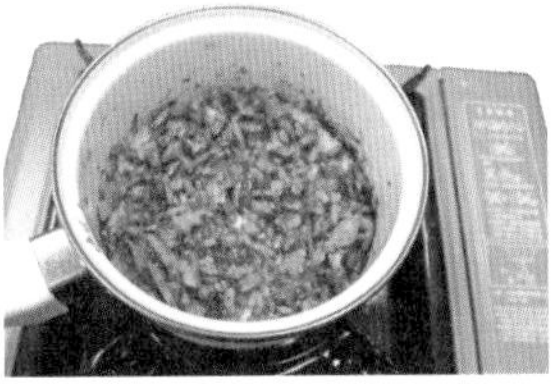

炒好的薑

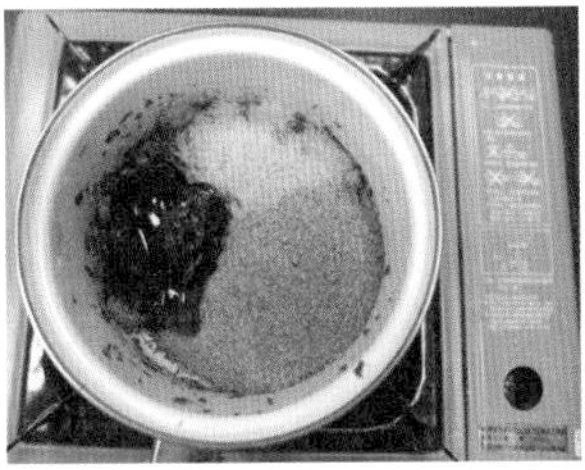

把薑、砂糖、麥芽糖混在一起炒

薑糖最早是用生薑提煉薑汁和黑糖混合所製成。薑有祛寒去溼的作用，也能減輕人口乾舌燥時嘴中的苦澀味道，所以在朝溼的氣候或多雨季節時都很適合食用。尤其是在冬天吃薑糖，更能因發熱而得以抵抗寒冷。平時常吃薑糖則能促進新陳代謝、幫助消化、提神、防止嘔吐、消除腹痛、化痰止咳、有助排出體內毒素等。

備註

①薑糖的刺激性較大，容易損傷孩童的口腔、食道和胃黏膜，所以不宜給孩子們食用。

②含薑的食物大多屬於熱性，且薑糖多甜，所以患有胃潰瘍、肺炎、糖尿病、痔瘡以及體質是陰虛火旺的人也要避免食用，或不要長期食用。

薑汁牛奶

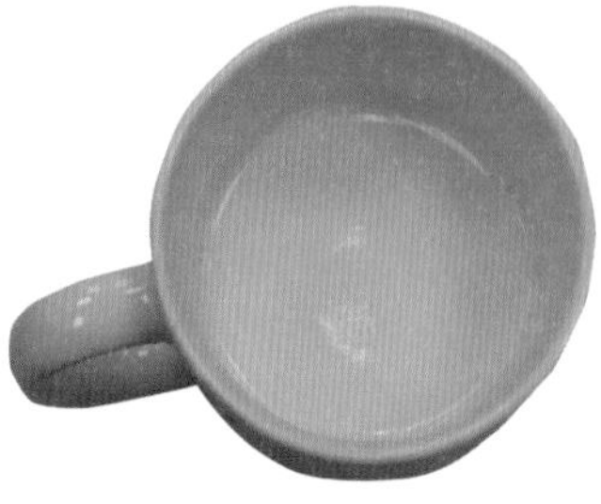
牛奶

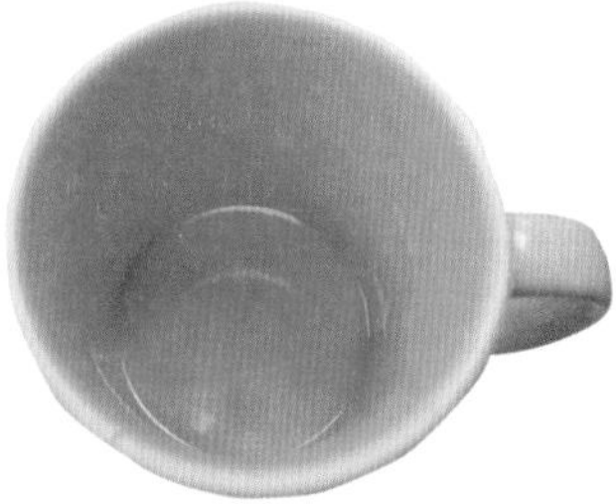
絞好的薑汁

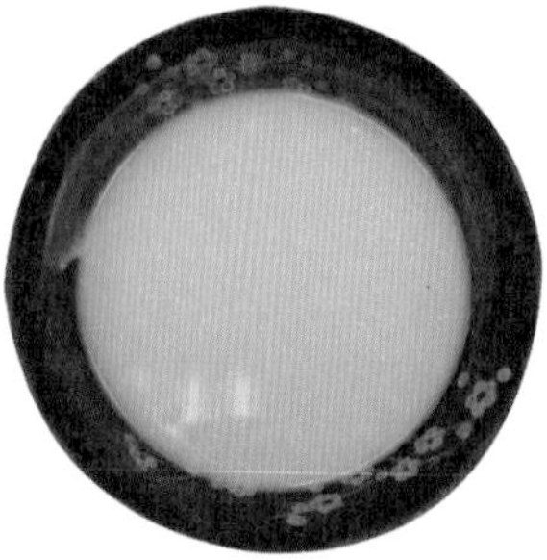
把薑汁倒入牛奶中，即完成

材料

鮮奶　一杯
老薑　一大塊

作法

1 把新鮮的薑洗淨去皮後，磨成泥，絞出汁。
2 在鮮奶中加入適量的薑汁。
3 將2隔水加熱。

功效

1 活血祛寒。
2 暖胃養胃、通便。
3 提高免疫力。
4 降脂、降血壓。
5 止咳安眠。

牛奶的營養豐富，含有蛋白質、維生素、鈣、鉀、鎂等礦物質，且容易消化，是最接近完美的食品。常喝牛奶可以防止皮膚乾燥、暗沉，讓皮膚白皙、有光澤，加上富含鈣質，很適合需要補充鈣質如兒童、老人、易怒，或是嚴重缺鈣的人食用。

牛奶還有生津潤腸，益肺胃的功效。此外，生薑也有幫助胃液分泌，增強腸壁蠕動，進而幫助消化的作用，所以使用生薑和牛奶製作出來的薑汁牛奶，最大功效就是暖胃和降脂降壓。

備註

①薑汁放久後底部會有一些沉澱物質，倒入鮮奶前要先將這些物質搖勻。
②薑汁要現榨，不能煮。

第四章

用薑來進行的各式外用法

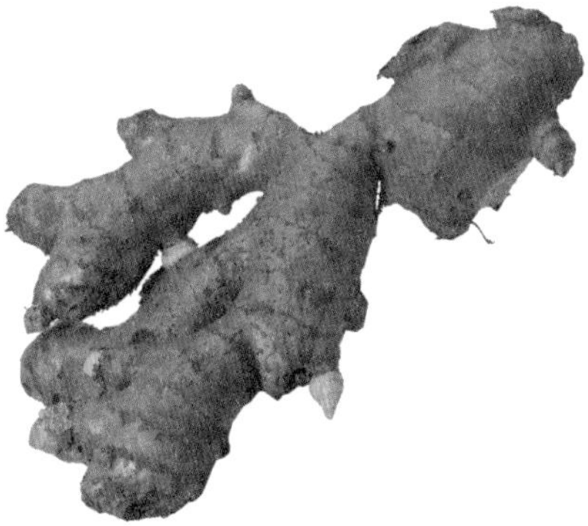

薑因為具有保溫、促進血液循環以及消炎的作用，所以除了可內服，用於外敷也很有療效。《本草綱目》中就提到生薑可以：「浸汁點赤眼；搗汁和黃明膠熬，貼風濕痛。」可見生薑可以在搗碎後塗抹、敷在患部，或是炒熱後貼在患部。

利用薑來外敷要注意確定患部表面沒有傷口也沒有傷到骨頭，如果受傷的地方不只是傷到軟組織，還傷到了骨頭，或是患部表面上有傷口，就不建議用外敷來止痛，否則容易因為消毒不完全而使傷口感染。

濕布類

生薑濕布

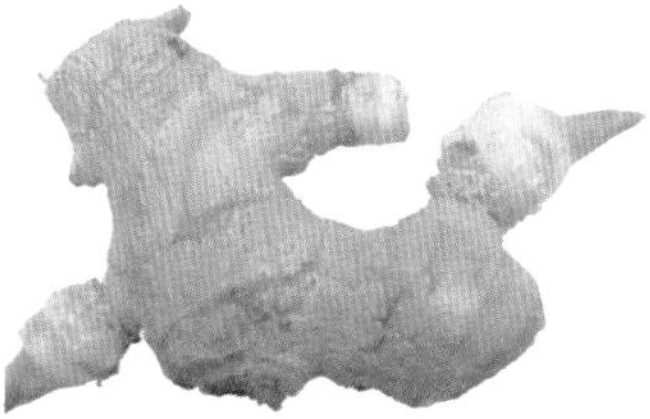
老薑

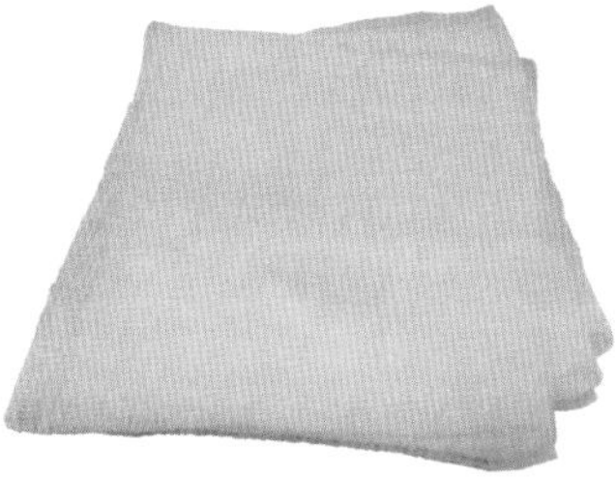
紗布

材料

老薑　　　一個
紗布

作法

1 將老薑去掉水氣後，不用去皮，用擦菜板磨成泥狀。一定要使用老薑，不能用嫩薑。
2 把薑泥均勻鋪在紗布表面
3 在患部蓋上一塊紗布後再敷上塗有薑泥的紗布。
4 用吹風機的熱風於距離十公分之處吹二～三分鐘。不要靠得太近，以免燙傷。
5 等濕布乾掉後就拿掉濕布。

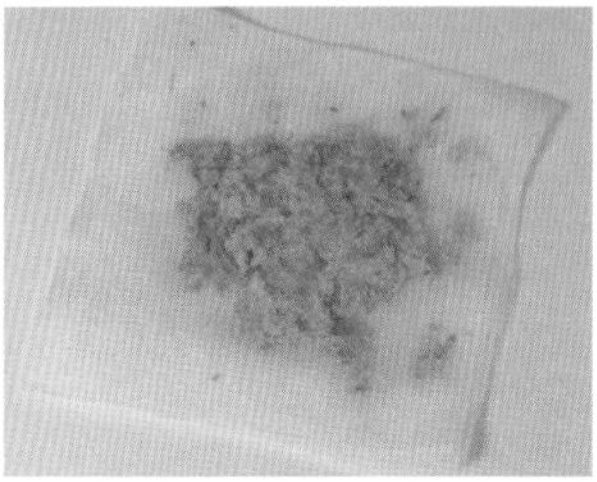

將薑泥放在紗布上

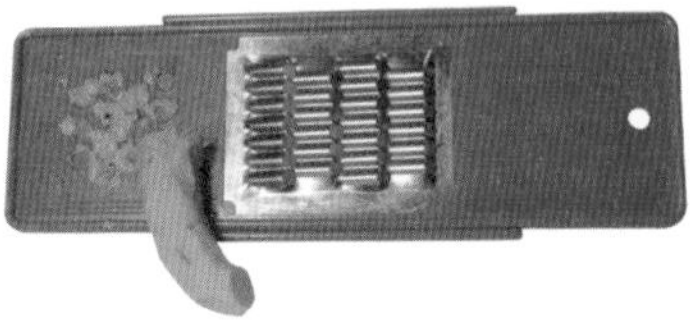

把老薑磨成薑泥

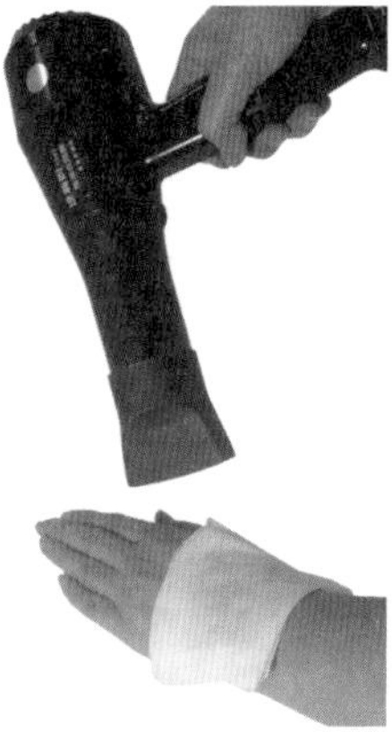

把濕布貼於患部，用吹風機吹

功效

1 若是腹痛、關節痛、肌肉酸痛等症狀可以直接貼在患部。
2 若是肝臟病、腎臟病等則可以貼在右邊肋骨，以及背部腎臟的位置。
3 罹患支氣管炎、氣喘時可貼在胸部。
4 罹患腹水症時，每天貼於腹部就可排出大量的尿，使腹水減少。
5 能有效舒緩下肢的水腫。
6 將生薑濕布貼在異位性皮膚炎的患部上時，起初皮膚會產生刺痛感，但卻可以加速治癒時間，且二～三日後症狀會立刻改善（若覺得這對皮膚太刺激，可先用稀釋過後的生薑汁，再逐步增加薑汁的濃度）。

一般而言，血液循環若不良，就會產生許多病痛。因為血液負責運送各種營養素、氧氣至全身各處，若有某部位循環功能不佳，就難以接收到這些營養素，因而會引起病痛。

像是腰痛、肩頸酸痛等都是因為這些部位的血液循環不良所引起的。通常，只要做好這些酸痛部位的保暖，病痛就能痊癒。

而生薑外用療法中的「生薑濕布」就是效用最廣也最具代表性的治療法，不論是肌肉、關節酸痛、下腹部腫脹、胃腸疼痛、子宮以及卵巢的疾病、氣喘、支氣管炎的咳嗽等，都可利用生薑濕布來舒緩症狀。此時，只要將生薑濕布覆蓋在患部的肌肉上，讓皮膚加溫，就會覺得比較舒服，而且因為用生薑熱敷，全身體溫會跟著上升，排出大量汗水，體內的毒素就會跟著一起排出，身體也會變得比較輕鬆。

備註

①疼痛或是症狀較為嚴重時，每天進行三～四次；疼痛或症狀比較輕時，每天敷一次就好。

②敷完生薑濕布後一小時內不適宜入浴，否則覆蓋過濕布的地方會感到刺痛。

③若要用在臉部，最好先在四肢皮膚上做測試，確定沒有過敏反應後再用於臉上。

④有些人受不了生薑的刺激，皮膚會發紅，或出現潰爛的現象，此時可改用加水稀釋的生薑汁。

馬鈴薯加生薑濕布

材料

馬鈴薯　　一個
生薑　　兩塊
麵粉　　適量
紗布

作法

1 將馬鈴薯洗乾淨後用擦菜板磨成泥狀。
2 將生薑洗淨，連皮磨成泥狀。
3 把1與2放入研缽裡，加入麵粉一起攪拌，直到變成軟硬度適中的硬度。
4 把3塗在紗布上後貼在患部

功效

治療關節痛、神經痛、喉嚨痛等。

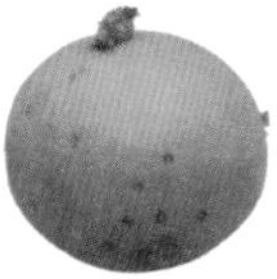

馬鈴薯

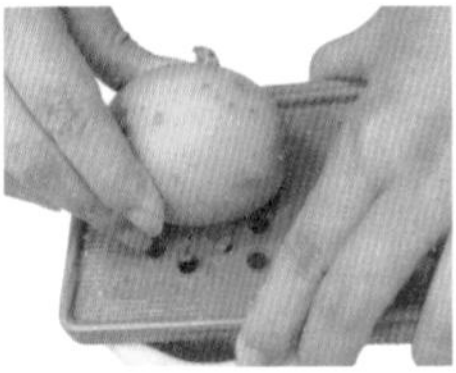

把馬鈴薯磨成泥

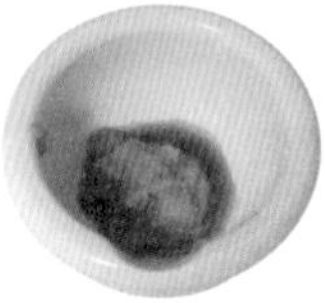

磨好的馬鈴薯泥

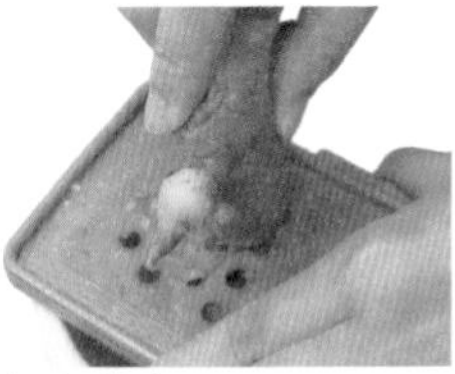

把老薑磨泥

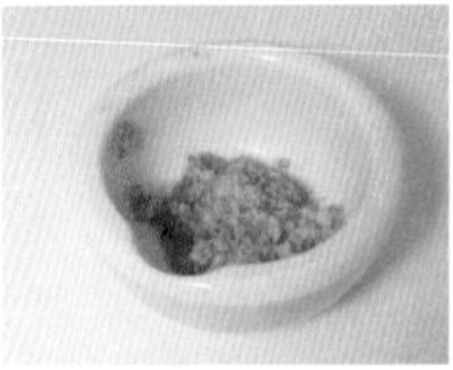

把磨好的薑泥與馬鈴薯泥放入研缽中

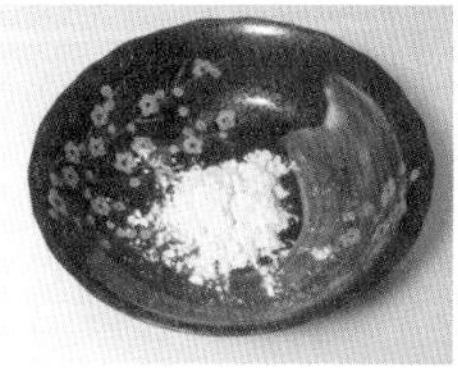
麵粉

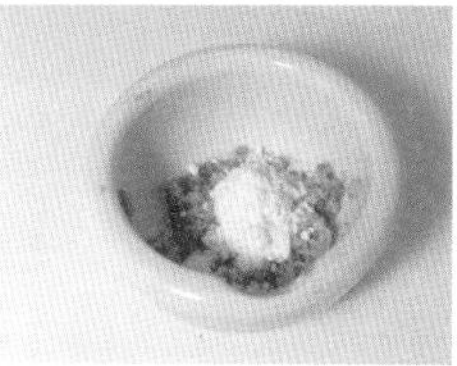
把麵粉加入研缽中

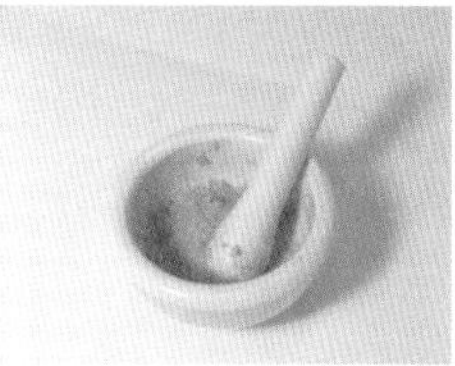
將薑泥、馬鈴薯泥與麵粉充分拌勻

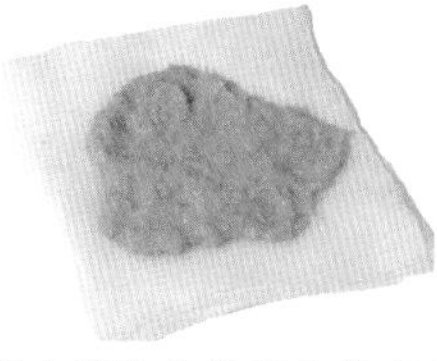
將生薑馬鈴薯泥放紗布上

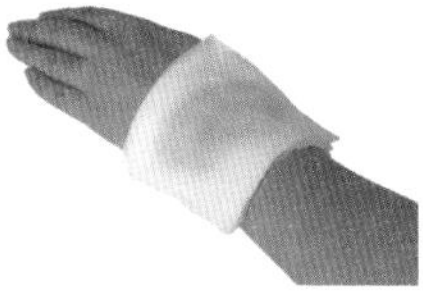
將生薑馬鈴薯泥濕布敷在患處

馬鈴薯的塊莖可供食用，是全球僅次於小麥和玉米的第三大重要糧食作物。它的主要成分為澱粉，除了含有豐富的維生素C與鉀，還有蛋白質、醣類、維生素B_1、鈣、鐵、鋅、鎂等營養素，在歐洲更被稱為「大地的蘋果」。

馬鈴薯中所含的維生素C可保持血管彈性，預防脂肪沉積在心血管中；鉀則可以代換體內多餘的鈉，有降低血壓、預防腦血管破裂的功效。而且馬鈴薯裡頭的纖維比較細，不會刺激腸胃黏膜，是很好的制酸劑。

馬鈴薯除了可當主食、入菜，也能當作藥用。內服時能緩和腸胃脹氣及噁心厭食等胃氣不順的症狀；外用則可以消腫解毒。例如在進行靜脈注射的過程中常會併發有藥物性靜脈炎，尤其是刺激性和高滲性的藥物很容易導致靜脈炎的發生。靜脈炎的症狀主要有紅腫、壓痛、灼熱等，此時就可以將新鮮馬鈴薯洗淨後切成薄片，平敷在患處，每天二～三次，每次十五分鐘～三十分鐘，過程中要注意保持馬鈴薯的濕潤，乾了就要馬上換掉。這麼做能有效改善炎症症狀。

另外，雖然作法不同，但馬鈴薯濕敷對濕疹、腮腺炎、燙傷等也很有效。

除了用於治療，馬鈴薯也可用來潤滑肌膚。將馬鈴薯洗淨去皮攪碎後，加入適量的鮮奶蛋黃攪勻、加熱，就是一款純天然的敷面膜。馬鈴薯中的高澱粉含量能有效吸附油脂、髒汙，也有收斂肌膚，淡化色斑的功效。

由於馬鈴薯具有消炎、鎮痛的作用，與生薑一起使用，效果會更好。

蔥加生薑濕布

材料

老薑　一個
蔥　一～二根
紗布

作法

1 將蔥白（蔥的莖）切細。
2 將老薑去皮，切細。
3 把1跟2放入研缽裡，磨成泥狀。
4 把3放入鍋裡，不必放油，用小火炒，注意不要炒焦。
5 把4塗抹於紗布上面
6 等稍微冷卻之後，貼在疼痛的部位上。
7 一天貼兩次。

功效

對慢性關節炎、風濕症都很有效。

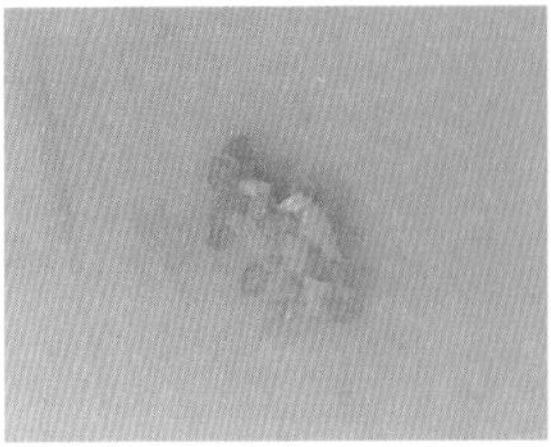

把蔥切碎成蔥末

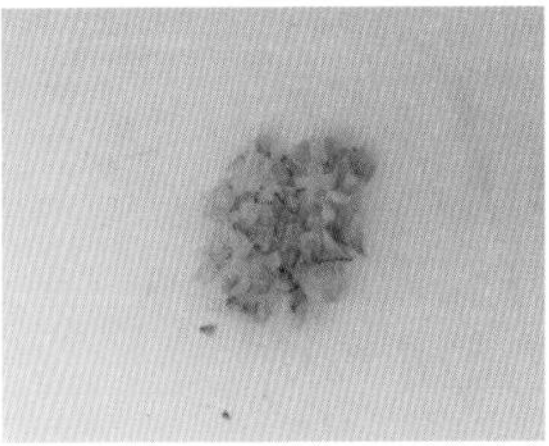

把薑切碎

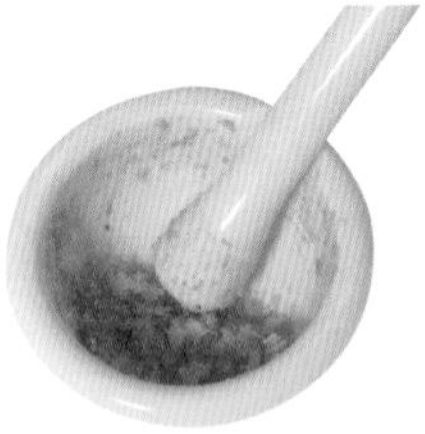

把蔥末、碎薑放入研缽中磨勻

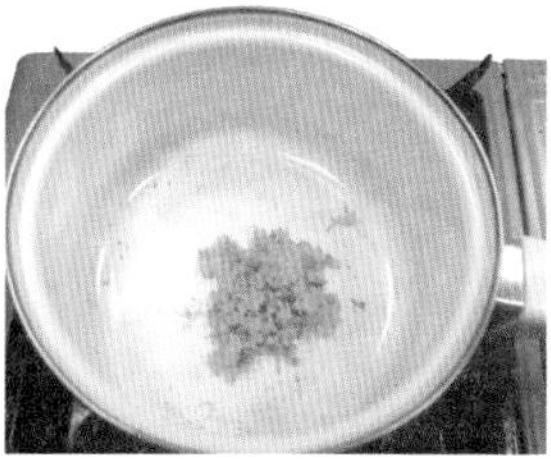
把磨好的蔥末碎薑放入鍋中炒

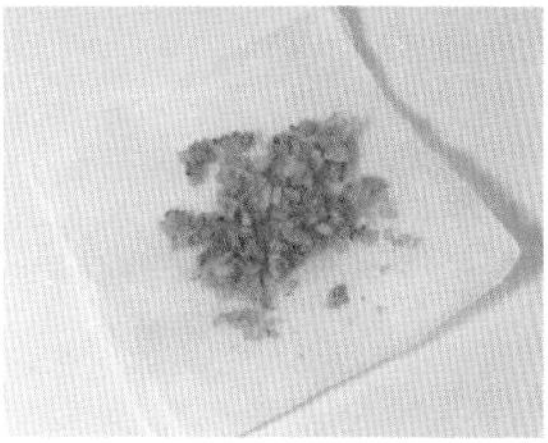
把炒好的蔥末碎薑放紗布上

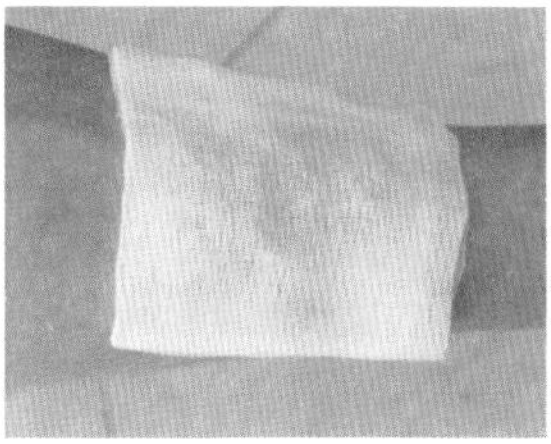
把做好的蔥薑濕布貼於患部

蔥的功效很廣，外用能消毒、止血、止痛。

古時候並沒有消毒水，若是受有外傷，就可用蔥來消毒。著名的唐朝醫學家、骨科專家藺道人曾在其書《仙授理傷續斷方》中記載自己在做手術或上藥包紮前，會用蔥煮水來沖洗一下皮肉破損的地方，其作用就是在清潔消毒（如：洗藥。凡傷重者，用此方煎湯洗之，然後敷藥。生蔥（切斷，一本用生薑）荊芥（銼）土當歸上三味煎湯，溫熱淋洗）。

除了消毒，蔥也能用來止血止痛。隋朝僧人梅師（梅文梅）在其著作《梅師方》（又名《梅師集驗方》）中有寫到，把蔥燒熱，或者以蔥汁敷在傷口上就能止血（原文為：金瘡出血不止，取蔥炙令熱，抑取汁，敷瘡上，即血止）。也有人在出血疼痛時，把蔥和砂糖一起研成糊狀，塗在受傷的部位以止痛。這是因為蔥的二烯丙基硫醚有促進血液循環的作用，能夠溫熱患部，藉此消除疼痛，同時也具有增強免疫力的功能。

罹患感冒或鼻炎時常會引起鼻塞、鼻癢、流鼻涕等症狀。蔥所含有的揮發性辣素能殺菌、鎮痛、止血，也能殺滅鼻腔細菌，加上蔥汁的氣味辛辣，能通鼻，又能散淤血，有助於清除已壞損的細胞，促進修復，所以用棉球沾蔥汁來塞鼻子，或是將帶有黏液的蔥薄片放置鼻下人中處，就能對鼻中隔黏膜起到保護作用，改善鼻塞不通、緩解鼻炎症狀。

另外像瘡毒、腹痛、便秘、失眠等也能用蔥來改善。

辣椒加生薑濕布

材料

老薑	一個
紅辣椒	一～二根
麵粉	適量

作法

1 將老薑洗淨，磨成泥狀。

2 用約九十毫升的水來煮辣椒，將辣椒煮到軟，約五分鐘即可。

3 把煮好的辣椒剁碎後與1放入研缽裡，充分研磨攪拌。

4 在3中加入適量的麵粉，攪拌成適當的硬度。

5 把4塗抹在一塊布上後貼於患部。

功效

對關節痛、神經痛、肌肉痛都很有效。

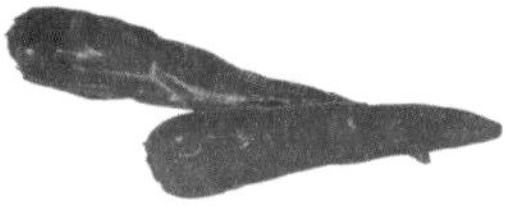

辣椒

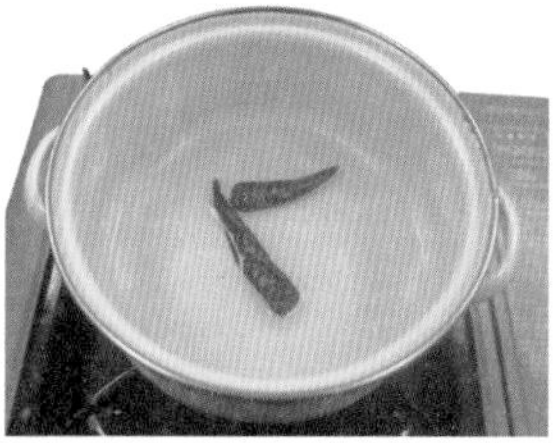

把辣椒加水放入鍋中煮

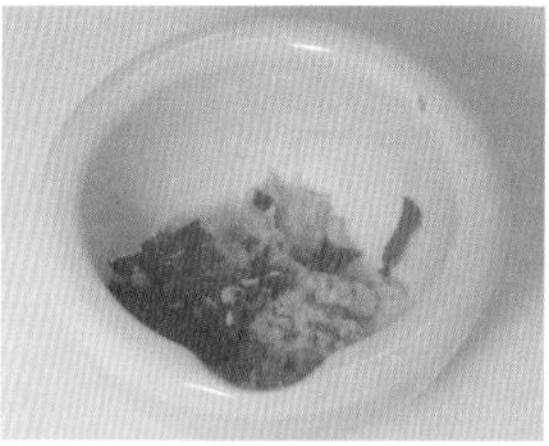

把煮好的辣椒與薑泥放入研缽中

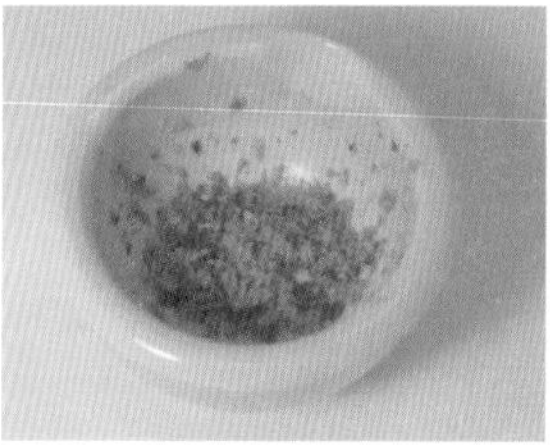

將薑泥、辣椒充分混合

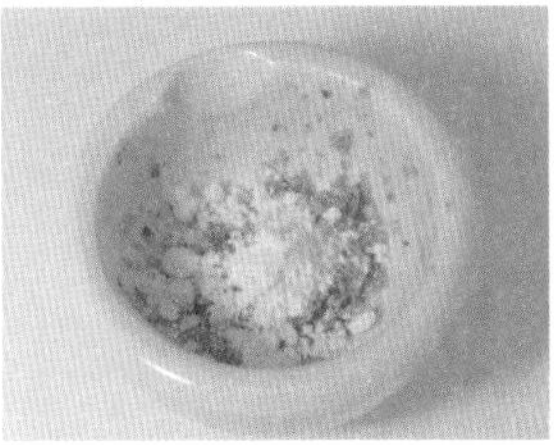
把麵粉加入攪勻的薑泥辣椒中

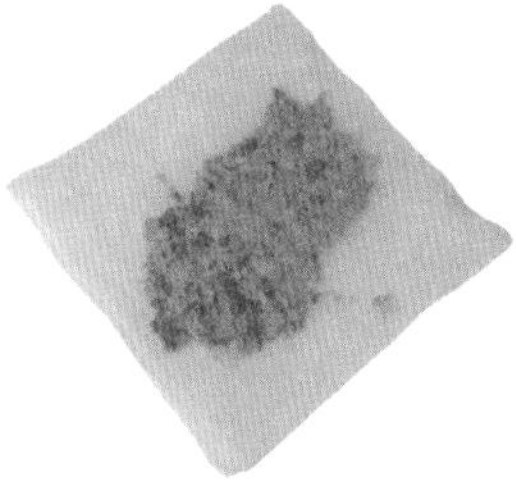
將攪拌好的薑泥、辣椒放到紗布上

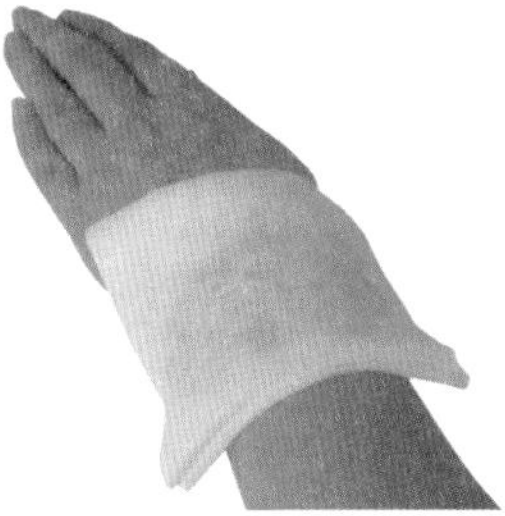
將做好的薑泥辣椒濕布敷在患部

辣椒中含有大量的維生素Ａ、Ｃ及胡蘿蔔素，尤其維生素Ｃ的含量在蔬菜中高居第一位，是營養豐富的蔬菜之一，也是一般常用來入菜的調味料，在烹調上有去除腥味與殺菌的調味效果，而且有刺激食慾和禦寒的功效。一般常見有用到大量辣椒的料理有：麻辣火鍋、辣炒豬肉和辣子雞丁等。

辣椒的性味均屬辛熱，有開胃除溼的功效，可以作為健胃劑，加上辣椒素能刺激口腔中的唾液腺，增加唾液分泌，加快腸胃蠕動，有利食物的消化、吸收，所以適度地吃些辣椒有益身體健康。

辣椒自古以來就兼具食用與藥用的功能，內服能改善消化、預防膽結石（青椒）、改善心臟功能、對抗攝護腺癌、促進新陳代謝等。外用則能減輕疼痛（例如辣椒素油膏即被用來舒解關節炎和帶狀疱疹的疼痛）、促進局部血液循環、使氣血暢通、治凍瘡、治風濕痛、治療腰肌痛、治療腰腿痛以及外傷淤腫（像是扭傷、碰撞傷後所引起的皮下瘀腫及關節腫痛等）等。而辣椒所含有的椒紅素有很強的擴張血管作用與保溫作用，能迅速對疼痛發揮功效。但要注意的是，把辣椒作為外用藥使用時，不能接觸皮膚過久，否則容易引起紅腫，甚至起水泡。

烤薑片

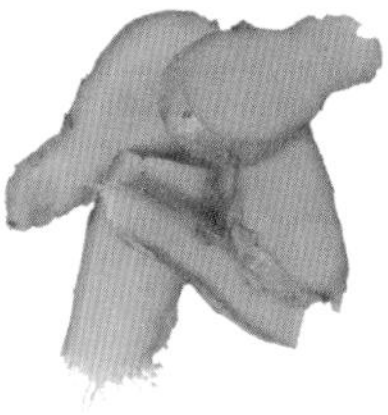

把生薑切片

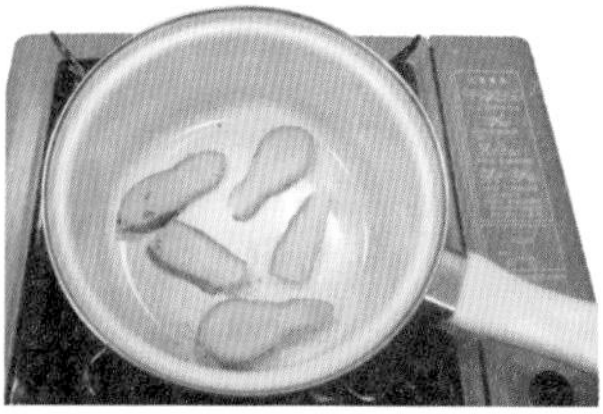

把薑片放入鍋中烘烤

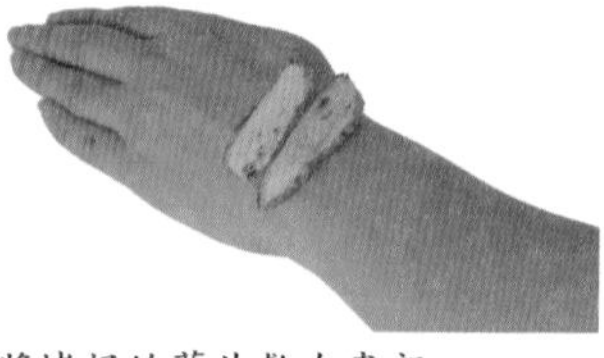

將烤好的薑片敷在患部

材料

老薑　　數片

作法

1 將老薑洗淨切片。
2 把薑片放入烤箱或用鍋子烘烤。
3 將烤熱的薑片貼再太陽穴或是關節疼痛處。

功效

能有效改善偏頭痛以及關節炎。

薑有消炎的作用，直接把薑敷在患部，其有效成分能被身體吸收，所以可以止痛、減緩症狀，也能促進血液循環。但留意，薑片不可重複使用，每次都必須使用新的薑片。

浸泡法

生薑泡澡

材料

生薑　一個
紗布袋　一個

作法

1 把生薑洗淨，用擦菜板磨成泥狀。
2 將薑泥裝入紗布袋做成的小袋子裡。
3 用繩子綁緊小袋子的袋口。
4 將小袋子放入浴缸裡後即可泡澡。
5 浸泡時間為二十～三十分鐘，以三十分鐘內為主，可視個人狀況而定。最好能採用反覆交替的方式，例如泡五分鐘後覺得熱時就起來休息一下，讓毛細孔收縮並排汗，等身體溫度恢復後再入水浸泡。

功效

1 瘦身減重。
2 緩和肌肉酸痛、筋骨酸痛、腰痛、生理痛等疼痛。
3 對畏寒症以及手腳冰冷都能發揮功效。
4 大幅改善失眠、膀胱炎以及腎盂炎等。

薑裡頭所含的「薑辣素」可以促進末梢血液循環，提高新陳代謝，所以喝薑茶時能感覺全身溫暖，若用來泡澡，則能讓身體很快產生熱的感覺，讓全身溫暖無比。加上用生薑泡澡比一般泡澡更容易排汗，連平常不容易流汗的人都會大量排汗，這不僅有助體內的老舊廢物隨大量汗水排出，藉由流汗也可以消耗熱量，進而達到燃燒脂肪的目的，對虛胖、水腫型的人的來說，能有效達到瘦身的目的。

由於生薑的保溫效果以及生薑芳香成分的作用，所以也能有效幫助入眠。

備註

①泡澡的水位要能浸泡到全身。

②泡完澡後要擦上乳液以以免皮膚過於乾燥，且要補充水分，但要避免高糖飲品。大量流汗時要避免吹到風，以免受寒。

③生薑泡澡可天天進行，但若有皮膚過敏病史或其他過敏症狀，可先用少量生薑煮水泡腳，測試看看會不會起過敏反應。確定不會後才可以進行泡澡。但是有以下情況者，則不適宜用生薑泡澡：皮膚上有傷口、冬季癢、蕁麻疹、發言等；罹患有心臟病、高血壓等疾病；體質虛弱，一流汗就會頭暈，臉色發白，容易疲累者；火氣大、容易臉紅耳赤的熱性體質者。

生薑湯足浴

材料

老薑　約一百五十公克
水　　兩公升

作法

1 將一百五十公克的生薑洗淨，再使用擦菜板磨成泥狀，放入鍋裡後加入兩公升的水。
2 用小火煮1，等到快沸騰時，把火勢再轉小一些，煮上三十分鐘。
3 等2冷卻。
4 冷卻後，移入泡腳盆裡，將腳浸入水中十～十五分鐘。
5 早晚泡兩次，持續一個月以上。
6 同樣的生薑水可以連續用三天。

功效

用生薑來泡腳有促進下半身血液循環、調節身體內分泌平衡、改善寒溼體質，加速體內排寒、消除失眠、頭痛、生理不順等症狀、改善下半身水腫，使脂肪利於分解，幫助減肥等功效。另外對於香港腳、各種皮膚疾病等也都很有效：

（一）香港腳：香港腳是由真菌感染所引起，尤以紅色毛癬菌感染者居多。生薑有抑製毛癬菌的生長作用，所以可用新鮮生薑加食鹽及清水放鐵鍋內煮沸後，等稍微冷卻就倒入水盆中泡腳。每天一次，每次泡三十分鐘，約泡五～七次，大多都能痊癒。

（二）腳汗過多而導致腳臭：把腳泡在加了點鹽與醋的熱薑水中約十五分鐘，擦乾腳後加點爽身粉就能消除臭味。

（三）生薑醋泡腳治失眠：每晚睡覺前，可用溫熱的生薑水加適量的黑醋來泡腳約三十分鐘。這麼做能夠刺激足底穴位，增強各系統的新陳代謝，使人體放鬆、緩解疲勞，進而改善睡眠品質、安神助眠。

（四）預防感冒：感冒的病人用生薑泡腳能有效阻止症狀更進一步發展；沒有感冒的人用生薑泡腳則可以起到祛寒的效用，因此可預防感冒。

（五）治療風濕：生薑性溫有祛寒的功效，所以風濕症患者若能每晚持續用生薑泡腳三十分鐘，就能有效減輕病症，尤其若能浸到小腿，將更有助於緩解風濕性關節炎的症狀。

（六）改善手腳冰冷：手腳冰冷是因為血液循環不良，用生薑泡腳能促進血液循環，就能舒緩手腳冰冷的症狀。

「足浴」可以改善下半身的血液循環，藉此就能治療腰、下肢、腹部疼痛、水腫、腎臟、膀胱炎以及婦女病。

生薑性溫能祛寒，足浴時可以在溫水裡加入生薑汁，這樣能夠提高足浴效果，怕冷或是手腳容易冰冷的人都可以用生薑來泡腳。

除了暖身，用生薑來泡腳，對於香港腳、凍傷、皮膚搔癢也有意想不到的功效。

每天堅持泡腳，不僅可以促進足部血液循環，提高身體免疫能力，還能治療腳氣。

備註

①泡腳時水要高過踝部，最好能邊泡邊搓雙腳。

②泡腳水的溫度不宜太高，以三十八～四十三度為最佳，最高不要超過四十五度。泡腳時間也不宜過長，以十五～三十分鐘為宜。

③飯後半小時內不宜進行泡腳，因為會影響胃部的血液供給，造成消化不良。

④泡完腳後可進行腳底按摩，例如多按摩位於足心的湧泉穴，第一、二足趾關節後的太衝穴，或是腳內踝後緣凹陷中的太谿穴，對頭暈、失眠、厭食、面色晦暗、疲勞、高血壓、便秘等有防治作用。

直接塗抹生薑汁或薑片外擦的療法

作法

1 準備一些老薑，洗淨後用擦菜板磨成泥狀。
2 利用紗布包著薑泥，絞出薑汁備用。
3 直接把生薑汁塗抹於患部。
＊或可直接用生薑片外擦即可。

功效

（一）頑癬：直接把生薑汁塗抹於患部能有效改善症狀。
（二）跌打損傷：將生薑汁稀釋成兩倍後，用毛巾浸溼，敷於患部。
（三）關節或肌肉痛：可直接把生薑汁塗抹於患部，能使肌肉鬆弛、舒筋活血，大大減輕疼痛。
（四）長痱子：將生薑切片後外擦，能很快使痱子消退。這個方法不論是大人、小孩都可用。
（五）頭皮屑：多用溫的薑水洗頭，可獲得不錯的效果。
（六）狐臭：生薑有除臭的作用，剃除腋毛後用新鮮生薑塗擦患部，每日數次能明顯減少臭味，對狐臭有一定的治療作用。
（七）脫髮：生薑的辛味可以刺激頭皮血液循環，只要毛囊沒有完全壞死，一開始可先從小地方開始試起，輕輕按摩五分鐘後休息一下，兩小時內如沒有過敏就可以持續使用。

如果要使用生薑來生髮，要先留意頭皮是否有紅腫？有沒有發炎？若有，就不要輕易嘗試，尤其是脂漏性皮膚炎的掉髮，絕不可以用生薑來按摩頭皮，以免造成更嚴重的皮膚癌。同時若擦的生薑濃度太高，還會殺死毛囊細胞，造成反效果。

若是年老體衰、遺傳性掉髮、壓力性掉髮等情況，使用生薑也沒什麼用。但若是營養不良、體力衰退、勞累過度，而頭皮的狀況沒有什麼異常，就可以試試看用生薑來按摩頭皮。

由於生薑有活化細胞活及殺菌的作用，所以在患部直接塗抹生薑汁或是用薑片外擦都能效改善許多症狀。

用生薑水來漱口

除了上述方法，用生薑水來漱口也能達到某些治療的效用：

（一）治療牙周炎：可用熱薑水來漱口，每天早晚各一次，約一個月後就能見到明顯的改善。平時工作壓力大、氣血虧虛的人若能天天這麼做，也能有效預防牙周炎。

（二）喉嚨痛：可在熱薑水中加入少許鹽，當茶飲用或用來漱口。若是用來漱口，則一天可漱二～三次。

（三）治療齲齒：每天早晚用熱薑水漱口一次，並飲用數次，可保護牙齒，有效預防和治療齲齒。

（四）口腔潰瘍：有口腔潰瘍時可用熱薑水漱口，每天二～三次，一般六～九次後潰瘍面就會收斂。

附　錄

各式薑產品

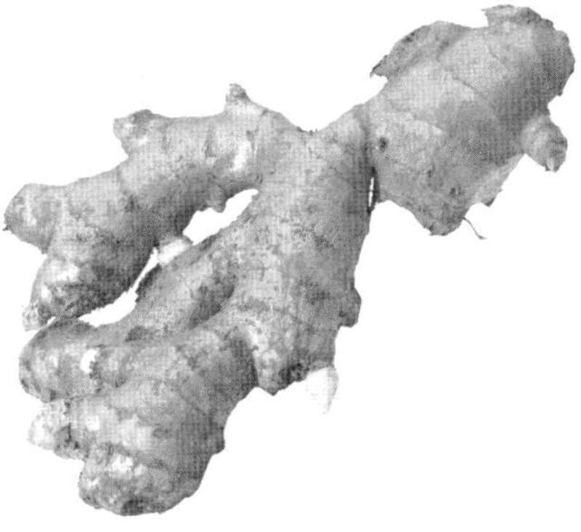

如果不想自己動手做，市面上也販賣有各式薑產品，從吃的到用的，可謂應有盡有，只是，面對這麼多琳瑯滿目的商品，其中有哪些成分？又該怎麼選擇？以下將針對這幾點來一一介紹。

薑糖

市面上販售的薑糖有許多種類，除了一般的薑母糖，還有黑糖薑母糖、黑糖地瓜薑母糖、白糖薑母糖、薑母軟糖等，以(A)(B)(C)代表不同產品，並列出成分。

薑糖的主原料都同樣是薑，但依著口味的不同，在成分上也有很大的不一樣。

一般薑母糖的成分有：

(A)砂糖、麥芽、薑母原汁薄荷糖、焦糖、紅棗。

(B)白甘蔗汁、薑汁。

黑糖薑母糖：

(A)薑、砂糖、麥芽飴、薄荷腦食用香料、蘋果酸、檸檬酸、食用油、食用色素（藍色一號、黃色四號．五號、紅色六號．七號）、天然焦糖。

(B)薑、黑糖、麥芽、地瓜。

(C)老薑、黑糖。

(D)黑糖、老薑、黑麻油。

黑糖地瓜薑母糖：黑糖、薑母、麥芽糖、地瓜。

薑母軟糖：

(A)生薑、麥芽、地瓜、砂糖、澱粉。

(B)薑母、黑糖、麥芽、澱粉、地瓜、白芝麻。

(C)生薑、地瓜、麥芽、砂糖、玉米粉、酥油、沙拉油、澱粉。
(D)老薑、麥芽、黑糖、三芝地瓜。
(E)老薑、麥芽、黑糖、地瓜粉、糖。
(F)老薑、黑糖、地瓜、麥芽、植物油。

薑桂圓黑糖的成分：台糖蔗糖、黑糖、薑汁、桂圓。

薑汁黑木耳黑糖：台灣蔗糖、黑糖、薑汁、黑木耳、紅棗、枸杞。

從上述可知，同樣是薑糖，內容成分卻大不相同，有些產品只簡簡單單地加了老薑與黑糖，而有些產品則為了提昇味道與口感而零零總總地加入了其他添加物。早期，製作薑糖的原料只有兩種——薑汁和黑糖，而現今市面上所販售的薑糖多有配以精緻澱粉，但其實，若不特別講究口感與味道，挑選原料最為單純的產品會是比較好的。

薑母茶

跟薑糖一樣，薑母茶也有許多口味，除了原味的薑母茶，另外還有黑糖薑母茶、黑糖桂圓薑母茶、黑糖紅棗薑母茶等。為了方便，也有直接作成老薑＋桂圓＋紅棗＋黑糖四合一的薑母茶。以下市售產品以(A)(B)(C)等各款，列出成分如下。

薑母茶成分：老薑、糖。

黑糖薑母茶成分：

(A)薑母、黑糖、桂圓、紅棗。

(B)老薑、黑糖、糖、麥芽糖。

(C)砂糖、黑糖、老薑萃取物粉末。

(D)老薑、黑糖。

(E)薑母、蜜糖、分蜜粗糖、黑糖、水飴。

(F)薑粉、黑糖。

(G)黑糖、砂糖、薑粉。

黑糖桂圓薑母茶成分：老薑、桂圓、黑糖、糖、麥芽糖。

黑糖紅棗薑母茶成分：

(A)老薑、黑糖、砂糖、麥芽糖、紅棗。

(B)竹薑、黑糖、桂圓、紅棗。

一般在市面上會看到的薑母茶，多會加了些料讓口味更豐富，反而原味的薑母茶比較少見。薑母茶的製作工序不會很麻煩，若有時間可以在家自己做，自製薑母茶的材料只要老薑、黑糖即可，與薑糖的原料相同，只是水分多了些。同理，在選購市面上的薑母茶時，基本上只要有黑糖與薑這兩項原料的就足夠了。若想要多點滋補、養身的功效，也可以選用黑糖桂圓薑母紅棗茶等，但也盡量不要選購除了基本原料還多添了其他調味料的產品。

嫩薑

這裡所說的嫩薑，不是一般生的嫩薑，而是經過處理、調味、醃漬後可以直接拿來當配料、佐菜吃的嫩薑。嫩薑用醃的就很美味好吃了，但為了加重味道、提昇口感，市面上也可以買到各式不同滋味的嫩薑，像是味醂嫩薑、梅汁嫩薑、紫蘇嫩薑等。

味醂嫩薑的成分：（(A)(B)代表不同市售產品，及其成分）

(A)嫩薑、水、醬油、鹽、味醂。

(B)嫩薑、鹽、蔗糖素（甜味劑）、甘草、味醂、酸味料、醬汁、乳酸、亞硫酸氫納。

梅汁嫩薑的成分：嫩薑、糖、鹽、梅汁、檸檬酸、氯化鈣。

醃漬嫩薑的成分：嫩薑、獨家醬汁、調味料、甜味劑（醋磺內酯鉀、阿斯巴甜、山梨醇）、苯甲酸（食用防腐劑）〇．六G／KG以下。

紫蘇嫩薑的成分：

(A)嫩薑、食鹽、砂糖、紫蘇、蜂蜜。

(B)嫩薑、梅汁、紫蘇、糖、鹽。

這些嫩薑商品因多是罐頭產品，保存期限甚至可以長達兩年之久，為了保鮮，往往會另外加些食品添加物，像是甜味劑（蔗糖素）胺基乙酸、5'次黃嘌呤核磷酸二鈉、5'鳥嘌呤核磷酸二鈉、檸檬酸、乳酸、漂白劑（低亞硫酸鈉）等。這些添加物吃多了都會對人體造成不良影響，所以盡可能還是以食用較為天然的醃嫩薑比較好。

薑粉

薑粉就是薑磨成的粉末，可直接泡水喝或是用來加在各式飲品、食品中，也可當作沾料使用，甚至能用在泡澡及足浴上，使用起來非常方便，而且用途也很廣泛。薑粉的種類有薑黃粉、老薑粉、黑糖薑粉、南薑粉、竹薑粉等。

薑黃粉的成分：薑黃。

老薑粉的成分：

(A)老薑。

(B)薑片、玉米澱粉。

南薑粉的成分：南薑。

黑糖薑粉的成分：黑糖、老薑。

竹薑粉的成分：竹薑。

比較起來，薑粉的成分單純許多，幾乎都是百分之百以薑為原料。對於沒什麼時間或較為忙碌的人，若要補充薑的營養，薑粉會是個不錯的選擇。

薑錠

薑粉的用途雖廣，使用起來也堪稱方便，但比起粉末，做成錠劑的薑產品則更方便攜帶、吞食，雖然用途僅限於口服，用途不若粉末來得廣，但卻是攝取薑營養素最為便利的型態。一般市面上可見到的薑錠有南薑錠、薑黃錠等。

南薑錠的成分：

(A)南薑。

(B)生薑、南薑、黑糖。

薑黃錠的成分：

(A)小分子水溶性薑黃、幾丁聚糖、左旋肉鹼、武靴葉、蘆薈、荷葉、菊苣纖維、難消化糊精。

(B)紅薑黃粉末、麥芽糖醇（甜味劑）、微結晶狀纖維素、二氧化矽、脂肪酸蔗糖脂、普魯蘭膠、蟲膠（洋甘膠）。

由於作成薑錠的食用法實在很方便，所以部分薑錠中會添加其他成分，以達到其他目的（如瘦身）之用。而且為了固定住這成分，往往就會加入些人工、化學劑品。吃薑錠的目的本是為了健康，但若連帶吃進其他化學添加物，似乎就失去了本來的意義。

薑汁

薑汁主要就是把薑搾成汁來使用，可以用來加在各式飲品中作成薑汁飲料、加入食物中當作配料，或是直接泡熱水飲用。如果沒有時間自己做薑汁，則可以使用市售現成的薑汁。一般市面上所販賣的薑汁不會只是單純的原味薑汁，多會加些其他成分進去，作成如蜜薑汁、紅棗薑汁、薑汁汽水、薑汁烏龍茶、薑汁奶茶等產品，以提昇口感，讓人更好接受。以下(A)(B)(C)等代表不同產品，並列出成分。

蜜薑汁的成分：有機薑、有機糖、有機黑糖、蜂蜜。

紅棗薑汁的成分：

(A)薑汁、黑糖、紅棗、紅石榴、膠原蛋白、山藥、桂圓。

(B)紅棗、黑糖、老薑、麥芽糖。

薑汁汽水的成分：

(A)碳酸水、高果糖糖漿、檸檬酸、香料、檸檬酸鈉、苯甲酸鈉、焦糖。

(B)碳酸水、發酵薑根萃取物（水、葡萄糖漿、薑根、酵母）、糖、香料、葡萄糖漿、濃縮梨汁、塔塔粉、檸檬酸、婆婆納、杜松、西洋蓍草。

(C)生薑、檸檬、萊姆、鳳梨、蜂蜜、天然香草配方。

(D)果糖、葡萄糖、液糖、砂糖、薑精、芥末精、香料、檸檬酸、食用色素（焦糖）、二氧化碳、水。

(E)糖、水、薑汁、檸檬酸、蘋果酸、天然香料、防腐劑（苯甲酸鈉、已二烯酸鉀）、玉米糖膠

(F)碳酸水、高果糖玉米糖漿、檸檬酸、防腐劑（苯甲酸鈉）、天然香料、食用焦糖色素。

薑汁烏龍茶的成分：過濾水，有機蔗糖，有機茶葉，紅茶菌，及天然果汁及香料。

薑汁奶茶的成分：

(A)紅茶粉、薑粉、奶粉、糖。

(B)有機牛奶粉、有機黑糖、有機薑粉、卵磷脂。

薑汁花草茶的成分：

(A)薑、檸檬皮、香茅、黑莓葉、甜茴香、天然檸檬香料、天然柑桔香料。

(B)紅茶、薑汁片、檸檬片、香料。

薑汁牛奶抹醬的成分：薑、全脂鮮奶、天然鮮奶油、砂糖、麥芽糖。

雖然薑汁對人體很有幫助，但以薑汁為基底而加入許多其他材料的產品卻不見得是那麼健康的。若是為了藥理作用、健康因素而飲用薑汁，那麼建議還是攝取單純的食材為佳，避免在吃進所需的薑汁時也一併吃進了對健康造成不良影響的添加物。

生薑洗髮精、護髮乳

一般多認為生薑有促進生髮的功效，但是我們不可能直接拿生薑來抹在頭皮上，那樣對頭皮來說太刺激，在使用上也不太方便。因此，市面上便出現了因應顧客需求的生薑洗髮精及護髮乳等。以下介紹(A)到(H)共八款不同生薑洗髮精的成分。

生薑洗髮精的成分：

(A)生薑人參何首烏萃取液、聚四級銨鹽、植物精油、陰離子界面活性劑、維他命B_5、兩性界面活性劑、礦物鹽、聚乙烯甘醇脂、純水、保存劑。

(B)活水、天然椰子油起泡劑、增黏劑、高分子柔軟劑、羊毛脂、薑根萃取液、卵磷保溼因子、山薑萃取液、洋甘菊。

(C)生薑萃取液、生薑精油、維他命B_5、陰離子界面活性劑、兩性界面活性劑、聚乙烯甘醇酯、聚四級銨鹽、水解絲蛋白、純水。

(D)生薑、人蔘、何首烏、琥珀酸鈉、檸檬酸、氯化鈉、苯甲酸甲脂、對羥基苯甲酸丙酯、丙基對-羥基苯甲酸酯、維他命B_5、薄荷腦、純水、雙十二烷基醚硫酸鈉、椰子油甜菜鹼、聚四級銨鹽、椰子油胺基酸醇、二甲基矽烷聚醇、水性羊毛脂、水絲蛋白。

(E)水、香葉天竺葵花/葉/莖萃取、南歐丹參、月桂醇聚醚磺基琥珀酸酯二鈉、烷基醯胺甜菜鹼、培格-120甲基葡萄糖油、癸基葡萄糖苷、葡萄柚、薑根萃取、向日葵、蔓越莓、石榴果萃取、蔬食埃塔棕果油、軟棗獼猴桃果萃取、橘子、粉色西番蓮花萃取、庫拉索蘆薈葉萃取、丁香、積雪草萃取、狹葉松果菊萃取、蘭花香茅萃取、維生素原B_5、大豆油醯胺丙基苄基二甲基氯化銨、水解小麥蛋白、水解小麥澱粉、異構寡糖、乳醯胺丙基三甲基氯化銨、異鯨蠟醇聚醚-20、聚山梨醇酯80、乙二胺四乙基二鈉、聚季銨鹽-10、乙醇、十一碳烯酸甘油酯、苯氧乙醇、檸檬酸、香料。

(F)無患子、生姜、椰油醯胺乙基甜菜城（界面劑）、椰油醯胺DEA（界面活性

劑）、三乙醇胺（酸鹼調節）、蒸餾水、甲基異噻唑啉酮（防腐劑）

(G)何首烏、薑根萃取、純水、烷基醯胺甜菜鹼（界面活性劑）、月桂醇聚醚磺基琥珀酸酯二鈉（界面活性劑）、聚季銨鹽-7、椰油醯胺ＤＥＡ（界面活性劑）、檸檬酸、丙二醇、精油、生薑、菸鹼胺、維生素原Ｂ５、甲基氯異塞唑啉酮（防腐劑）、甲基異噻唑啉酮（防腐劑）、二羥甲基二甲基乙內酰脲。

(H)去離子水、椰油醯兩性基乙酸鈉（界面活性劑）、椰油醯谷氨酸二鈉（界面活性劑）、月桂基葡糖苷羧酸鈉（界面活性劑）、椰油基-葡糖苷（界面活性劑）、甘油油酸酯（乳化劑）、麥胚芽油醯胺丙基二甲基銨羥丙基水解麥蛋白、乳油木果脂、摩洛哥堅果油、氫化植物油、薑根萃取、生薑、龍舌蘭、維他命B_3、維他命B_5、香料、防腐劑。

生薑護髮乳的成分：

(A)水、香葉天竺葵花/葉/莖萃取、南歐丹參、棕櫚醇（界面活性劑）、山崳基三甲基氯化銨（防腐劑）、甘油、薑根萃取、葡萄柚、向日葵、蔓越莓、軟棗獼猴桃果萃取、橘子、石榴萃取、蔬食埃塔棕果油、粉色西番蓮花萃取、庫拉索蘆薈葉萃取、丁香、積雪草萃取、狹葉松果菊萃取、藺花香茅萃取、維生素原B_5、甜沒藥、水解小麥蛋白、水解小麥澱粉、異構寡糖、生育醇、荷荷葩油、羥乙基纖維素、乙二胺四乙基二鈉、聚季銨鹽-10、乙醇、十一碳烯酸甘油酯、苯氧乙醇（防腐劑）、檸檬酸、香料。

(B)純水、十八烷基三甲基氯化銨（界面劑）、矽靈、生姜、香料、十六十八醇、氨基硅油乳液、D泛醇、卡松。

(C)丙二醇、生薑、丁酯（防腐劑）、硬脂酸（界面活性劑）、棕櫚醇（界面活性劑）、礦物油、醋酸鹽維他命E、單硬脂酸甘油酯（界面活性劑）、純水。

(D)水、鯨蜡醇（界面活性劑）、十八烷醇（界面活性劑）、硬脂基三甲基氯化銨（防腐劑）、生薑、甘油硬脂酸、環戊硅氧烷、矽靈、羥乙基纖維素、二羥甲基二甲基乙內酰脲（防腐劑）、檸檬酸、甲基异噻唑啉酮（防腐劑）、FD&C色料 黃色五號。

從以上產品的成分中可以看出，為了塑型、保存、讓頭髮變柔順，這些洗髮、護髮產品中多添加有界面活性劑、防腐劑、乳化劑等，真正生薑的成分反而占比不多。若長期使用含有防腐劑與界面活性劑的產品，對人體會產生不良的影響，也容易造成過敏，所以還是盡可能使用原料成分單純點的產品比較好。

生薑沐浴乳、香皂

生薑能促進身體的血液循環，不僅可用來內服，用來泡澡、泡足浴也很有療效。用生薑製成的沐浴乳，為的就是方便沒有時間泡澡、泡足浴，卻又希望能獲得生薑療效的人所研發出來的產品。以下列出(A)(B)(C)等不同市售產品的成分。

生薑沐浴乳的成分：

(A)水、月桂醇聚醚硫酸酯鈉鹽（界面活性劑）、烷基醯胺甜菜鹼（界面活性劑）、椰油醯胺DEA（界面活性劑）、氯化鈉、甘油、咯烷酮羧酸鈉、香料、二羥甲基二甲基乙內酰脲（防腐劑）、檸檬酸、硝酸鎂、乙二胺四乙基二鈉、甲基氯異塞唑啉酮（防腐劑）、棕櫚酸維他命A、薑根萃取、氯化鎂、甲基異噻唑啉酮（防腐劑）、PEG-40氫化篦麻油（界面活性劑）、戊二醇、脫脂牛奶、十三烷醇聚醚-9、FD&C色料 黃色五號。

(B)水、月桂醇聚醚硫酸酯鈉鹽（界面活性劑）、甘油、烷基醯胺甜菜鹼（界面活性劑）、氯化鈉、PEG-40氫化蓖麻油（界面活性劑）、苯氧乙醇（防腐劑）、香料、苯甲酸鈉（防腐劑）、磺基琥珀酸三鈉、PEG-150二硬脂酸酯（界面活性劑）、二苯酮-4、檸檬酸、檸檬油精、乙二胺四乙基二鈉、己基肉桂醛、水楊酸苄酯、生薑、肉桂醛、丁香酚、檸檬醛、芳樟醇、野生大豆、苯甲醇（防腐劑）、FD&C色料 黃色六號、FD&C色料 紅色四號。

(C)癸基葡萄糖苷（界面活性劑）、月桂基葡糖苷（界面活性劑）、水、椰油基-甜菜堿（界面活性劑）、大豆蛋白、蔗糖月桂酸酯（界面活性劑）、椰油基-葡糖苷（界面活性劑）、甘油油酸酯、蜂蜜、三甲基甘氨酸、甘油、葡萄糖、羥丙基三甲基氯化銨、蜂蜜、生薑、橘子、葡萄柚、蘭花香茅、薰衣草、香櫞、萊姆、藥用神香草、藍桉、依蘭香水樹、大馬士革薔薇、花梨木、佛手柑、丁香、玉桂、南歐丹參、肉荳蔻、山雞椒果油、葡糖氧化酶（防腐劑）、乳過氧化物酶。

生薑香皂的成分：

(A)大豆油、椰子油、棕櫚油、橄欖、萊姆、橘子、生薑、葡萄柚、香櫞、佛手柑、香料、高嶺土、迷迭香。

(B)生薑、葵花籽油、甘油、橄欖油、純水。

(C)印度楝籽油、香櫞果皮油、薑黃、香料、甘油、水、氧化鉻綠、乙二氨四醋酸四鈉、四-（二丁基羥基氫化肉桂酸）季戊四醇酯。

(D)棕櫚酸鈉（界面劑）、棕櫚仁油酸鈉（界面劑）、棕櫚仁油脂酸、氯化鈉、水、甘油、乙二胺四乙基二鈉、羥乙磷酸四鈉、薰衣草、香天竺葵、生薑。

生薑沐浴乳及香皂的情況跟洗髮精的很類似，產品中都加有界面活性劑以及防腐劑，長久使用下來，不僅會對肌膚造成傷害，對環境也會造成不小的負擔。不過綜觀而言，香皂的人工添加物又比沐浴乳來得少些。

生薑洗面皂、洗面乳

常吃生薑可以預防老人斑，而用生薑泡熱水洗臉也能有效改善肌膚的一些問題，像是雀斑、暗瘡等。

薑洗面乳的成分：

(A)生薑精油、丙二醇、椰子油酸、界面活性劑及胺期酸活性劑等。

(B)甘油、聚乙二醇-20、聚甘油異硬脂酸酯（界面活性劑）、杏核油、小麥胚芽油、生育醇、桃、生薑提取物。

一般市售的生薑潔面產品為數並不多，但都加有界面活性劑。若肌膚已出現了問題，還是盡量以使用天然、無添加物的產品為佳。

生薑精油

市面上有許多精油產品，但生薑精油卻比較少見。生薑精油用法多元，可用來泡澡、吸聞、按摩，用途很廣。除了主要的祛溼除寒功能，還有其他如止痛、舒緩暈車的不適、幫助消化等功用。

生薑精油的成分：

(A)生薑、桉樹屬、尤加利、薄荷腦。

(B)生薑。

(C)杜松、薑、羅勒、茴香、黑胡椒。

精油是從植物中提煉所得，因此正常來說，純正精油的成分就應該只會有植物。部分生薑精油為了豐富功效會加入其他植物精油，只要內容物沒有出現其他人工添加物，對人體來說就不致造成不良的影響。

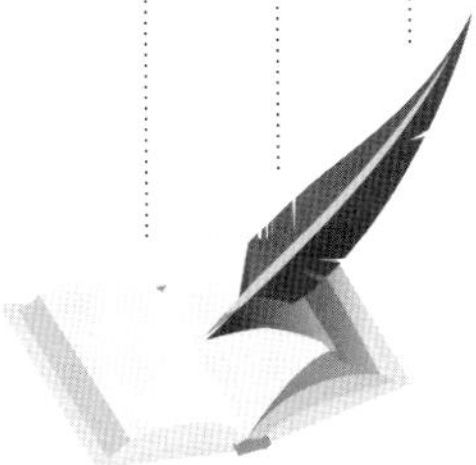

Note

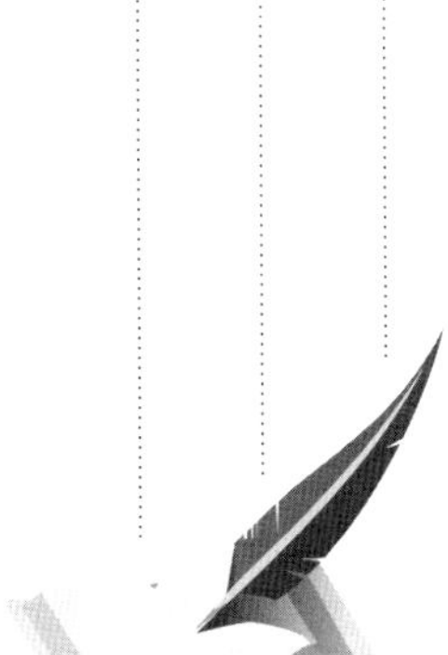

國家圖書館出版品預行編目(CIP)資料

吃薑,暖身又瘦身 / 生活健康研究社作. -- 初版. -- 新北市 : 世茂, 2015.09
面； 公分. -- (生活健康 ; B395)

ISBN 978-986-5779-89-4(平裝)

1.食療 2.薑目

418.914 104011429

生活健康B395

吃薑，暖身又瘦身

作　　者／生活健康研究社
審　　訂／王玫君
主　　編／陳文君
責任編輯／楊鈺儀
封面設計／季曉彤（小痕跡設計）
出 版 者／世茂出版有限公司
發 行 人／簡泰雄
地　　址／(231)新北市新店區民生路19號5樓
電　　話／(02)2218-3277
傳　　真／(02)2218-3239（訂書專線）
(02)2218-7539
劃撥帳號／19911841
戶　　名／世茂出版有限公司
單次郵購總金額未滿500元（含），請加50元掛號費
世茂網站／www.coolbooks.com.tw
排版製版／辰皓國際出版製作有限公司
印　　刷／祥新印刷股份有限公司
初版一刷／2015年 9 月
三刷／2017年12月

ＩＳＢＮ／978-986-5779-89-4
定　　價／280元

黏貼處

電話：(02) 22183277
傳真：(02) 22187539

世茂好書・豐富心靈
世潮精典・智慧同行

廣告回函
北區郵政管理局登記證
北台字第 9 7 0 2 號
免貼郵票

231新北市新店區民生路19號5樓

世茂
世潮 出版有限公司 收
智富

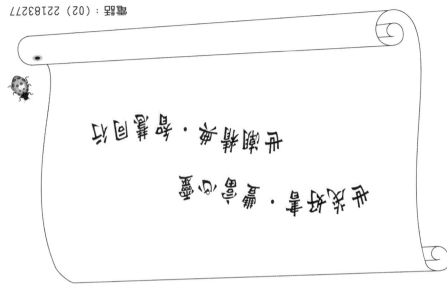

黏貼處

請沿虛線剪下裝訂寄回，謝謝！

讀者回函卡

感謝您購買本書，為了提供您更好的服務，歡迎填妥以下資料並寄回，我們將定期寄給您最新書訊、優惠通知及活動消息。當然您也可以E-mail：Service@coolbooks.com.tw，提供我們寶貴的建議。

您的資料（請以正楷填寫清楚）

購買書名：________________

姓名：__________ 生日：______年____月____日

性別：□男 □女 E-mail：__________

住址：□□□______縣市______鄉鎮市區______路街
______段______巷______弄______號______樓

聯絡電話：__________

職業：□傳播 □資訊 □商 □工 □軍公教 □學生 □其他：______

學歷：□碩士以上 □大學 □專科 □高中 □國中以下

購買地點：□書店 □網路書店 □便利商店 □量販店 □其他：______

購買此書原因：___ ___ ___ ___ ___ ___（請按優先順序填寫）
1封面設計 2價格 3內容 4親友介紹 5廣告宣傳 6其他：______

本書評價：
___ 封面設計 1非常滿意 2滿意 3普通 4應改進
___ 內　　容 1非常滿意 2滿意 3普通 4應改進
___ 編　　輯 1非常滿意 2滿意 3普通 4應改進
___ 校　　對 1非常滿意 2滿意 3普通 4應改進
___ 定　　價 1非常滿意 2滿意 3普通 4應改進

給我們的建議：--
